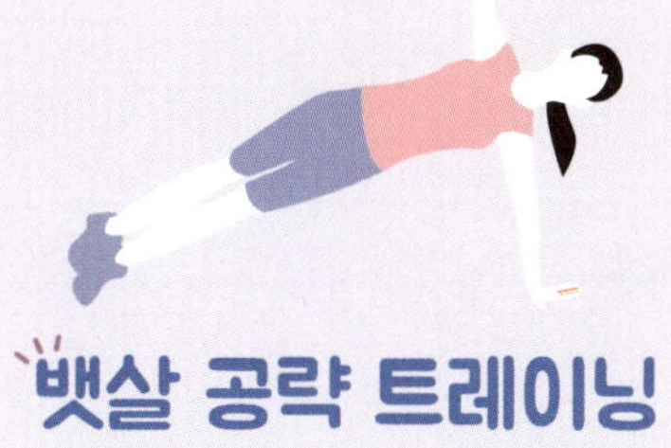

하루 7분

글 바카리 시사코 그림 오렐리아 베르트랑

번역 김수진 감수 양영민

참돌

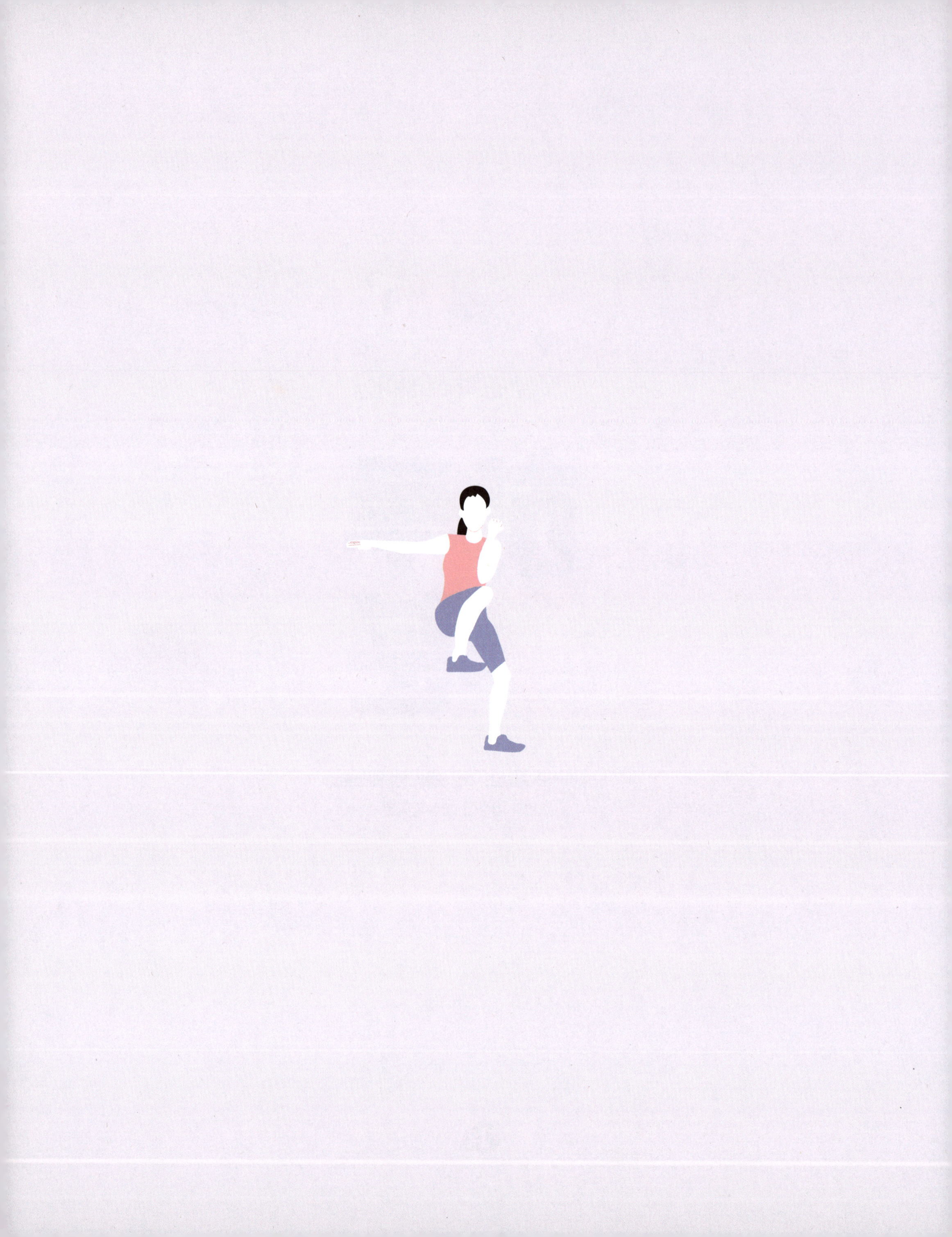

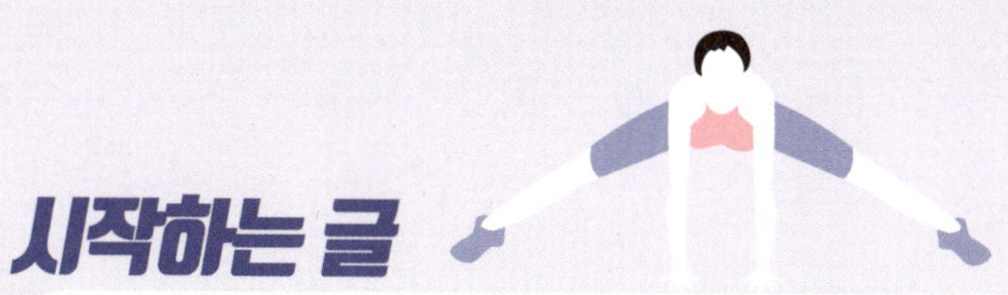

시작하는 글

조금만 움직여도 출렁이는 뱃살 때문에 고민인가요?
하루 7분, 30일이면 당신의 몸이 달라집니다!

7분간 규칙적으로 운동하면 근육의 탄력을 높이고, 체중을 조절하는 데 매우 효과적이라는 사실은 이미 다양한 연구로 증명되었습니다. 규칙적인 운동은 에너지 소모를 촉진해 섭취하는 에너지와 소모하는 에너지 사이의 균형을 잡아줍니다. 비만의 위험을 줄이고 당뇨와 심혈관계 질환, 고혈압과 같은 질병의 진행을 억제하여 건강에 긍정적인 영향을 미칩니다. 또한 호흡, 근력, 유연성, 평형감각을 증진해 피로와 스트레스에 대한 저항력을 키워주고 수면의 질을 높여줍니다.

〈하루 7분〉 시리즈는 최소의 시간으로 최대의 효과를 얻을 수 있게 도와줍니다. 하루 7분, 30일로 일어날 놀라운 변화를 직접 경험해보세요!

운동의 일상화를 위한 시리즈

〈하루 7분〉 시리즈는 한 달 동안 실천할 수 있는 30개의 피트니스 프로그램으로 구성되어 있습니다. 이 책은 운동 전 몸을 예열해주는 워밍업 동작, 7분 남짓한 시간 동안 할 수 있는 3가지 운동, 운동 후에 몸을 이완하는 스트레칭이 함께 담겨 있어 매일 운동하는 습관을 들일 수 있는, 간단하면서 탄탄하게 짜인 피트니스 프로그램을 제공합니다. 30개의 피트니스 프로그램 이후에는 WORKOUT의 8가지 동작으로 구성된 피트니스 프로그램을 3개 더 수록하였습니다. 8가지 동작을 연속으로 따라 하는 프로그램을 통해 이전보다 더 강도 높은 운동을 할 수 있습니다.

짧은 시간 동안 제한적인 휴식을 취하면서 고강도 운동을 하는 것만으로도 에너지 소모를 늘릴 수 있으며, 규칙적으로 운동하면 더 많은 에너지를 사용하게 됩니다. 개개인의 수준과 시간, 신체 상태에 따라 운동을 반복하는 횟수(세트 수)를 다음과 같이 조정하면 더욱 효과적입니다.

- 초급 : 1세트(7분)
- 중급 : 2세트(14분)
- 상급 : 3세트(21분)

이 책에 소개된 운동은 몇 가지 운동기구만 있으면 되기 때문에 집이나 직장 또는 여행 중이라도 장소에 구애받지 않고 운동할 수 있습니다. 이 책에서 사용한 운동기구와 조금 더 편하게 운동할 수 있도록 도와주는 도구들은 아래와 같습니다.

유용한 운동기구

+ 의자: 간단한 스트레칭과 운동을 할 수 있으며, 운동 자세를 올바르게 잡아주는 역할을 하기도 합니다.

+ 풀업 밴드: 다양한 운동에 활용할 수 있으며, 자신의 몸에 맞게 운동 강도를 조절할 수 있습니다.

+ 쿠션: 간단한 운동에 이용되며, 부상 방지를 위해 이용하기도 합니다. 쿠션 대신 베개를 사용해도 좋습니다.

+ 스텝박스(발판): 종아리 및 힙업 등 하체 유연성 강화에 도움을 주는 유산소 운동기구입니다. 스텝박스 대신 무릎 아래 높이 정도의 안전한 발판을 사용할 수 있습니다.

+ 운동용 매트: 바닥에 깔아서 사용하면 부상 방지에 도움을 주며, 더 편안하게 운동할 수 있습니다.

+ 인터벌타이머: 쉽게 운동 시간을 측정할 수 있도록 도와줍니다. 인터벌타이머 대신 스마트폰의 타이머를 사용해도 좋습니다.

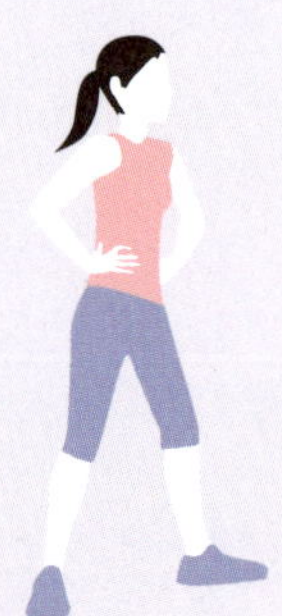

매끈한 보디라인을 만드는 나만의 뱃살 공략 프로그램

《하루 7분: 뱃살 공략 트레이닝》은 보디라인을 활력 있고 조화롭게 가꾸고, 아름다운 복부 라인을 만드는 데 필요한 운동 프로그램을 제공합니다. 보디라인을 다듬고, 몸을 탄탄하게 만들며, 건강을 유지한다는 목표를 달성하는 가장 효과적인 방법은 바로 총근육량을 증가시키고 강화함으로써 기초대사량을 늘리는 것입니다. 운동을 통해 근육이 늘어나면 근육이 필요로 하는 에너지 요구량도 늘어납니다. 그러면 이에 부응하기 위해 신체는 더 많은 칼로리를 태워서 소모할 수밖에 없습니다. 물론 휴식 시간에도 칼로리는 소모됩니다.

이 책에 수록된 운동 프로그램은 유산소 운동과 근력 강화 운동이 혼합된 서킷트레이닝입니다. 자신의 몸에 맞는 건강한 식단과 함께 프로그램을 규칙적으로 수행하면 한 달 뒤, 매끈한 배와 함께 보디라인이 눈에 띄게 아름다워질 것입니다.

운동할 마음을 먹었다면 이제 시작하는 일만 남았어요!

운동하기 가장 좋을 때는 언제일까요? 이른 아침, 아니면 늦은 저녁일까요? 점심시간 전, 아니면 후일까요? 문제는 시간표를 어떻게 짜느냐에 달려 있습니다.

사실 운동을 하는 데 이상적인 시간이 따로 있다는 주장에 대해서는 의견이 분분합니다. 수면에 방해가 될 수 있기 때문에 저녁 운동은 권장하지 않는다는 이야기도 종종 들립니다. 하지만 운동에 적합한 시간은 따로 정해져 있는 것이 아니라 개개인의 몸 상태에 따라 다 다릅니다.

운동하겠다는 초심을 유지하려면 스케줄을 보고 운동할 가능성이 가장 큰 시간대를 최적의 운동 시간으로 잡으면 됩니다. 제일 선호하는 시간, 컨디션이 좋은 시간, 스케줄상으로도 지킬 수 있는 시간이 바로 운동하기 좋은 시간입니다.

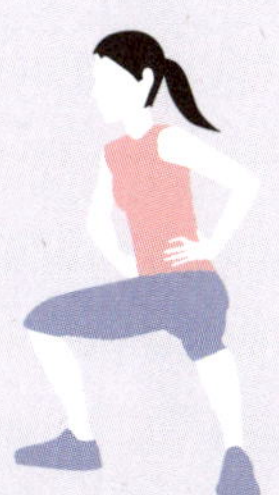

체중 감량을 위한 아침 운동

아침에 일어나자마자 하는 운동은 지방을 연소하면서도 소화에 지장을 주지 않기 때문에 이상적입니다. 그렇다고 빈속에 격렬히 운동하는 것은 금물입니다. 운동 시간이 20분을 넘을 예정이라면 운동 전에 가벼운 아침 식사부터 하세요.

아침 운동은 세로토닌, 도파민, 엔도르핀 등 행복감을 느끼게 하는 모든 호르몬의 분비를 촉진하기 때문에 몸에 활력을 불어넣고 스트레스를 줄여줍니다. 스트레스는 식이 조절에 부정적인 영향을 미치기 때문에 스트레스를 줄이는 것은 매우 중요합니다. 한마디로 말해서 아침 운동은 좋은 하루를 보내는 데 필요한 모든 것을 제공해줍니다.

여유를 누리기 위한 오후 운동

2012년 12월, UCLA 캘리포니아대학교 로스앤젤레스 캠퍼스에서 실시한 연구에 따르면 하루 중 운동 효과를 느끼기에 가장 적합한 시간대가 바로 오후라고 합니다. 한 가지 주의할 사항은 소화하는 동안 에너지 소모가 크기 때문에 점심 식사 후 최소 2~3시간은 기다려야 한다는 점입니다. 또한 장시간 햇볕에 노출된 후에는 격렬한 운동은 피해야 합니다.

하루의 스트레스를 비워내기 위한 저녁 운동

하루를 마치는 시간은 근력과 지구력 운동에 이상적인 시간입니다. 아침보다 관절이 부드러워지고, 근육도 더 유연하기 때문입니다. 또한 근육을 늘리고 지방을 감소시키기에도 적합한 시간입니다. 다만 아드레날린이나 흥분을 유발하는 호르몬 분비가 촉진되기 때문에, 숙면을 위해서는 운동 후 1~2시간이 지난 후에 잠자리에 들어야 합니다.

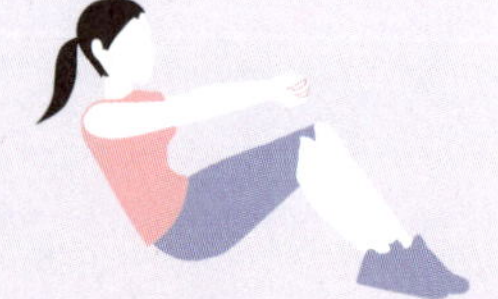

이 책의 프로그램에 활용된 주요 운동법의 명칭입니다.

+ **버피Burpee**: 개구리의 동작을 본떠서 만든 유산소성 전신 운동.

+ **크런치Crunch**: 다양한 변형 동작이 있는 전통적인 복근 운동으로, 허리가 뜨지 않는 정도까지 척추를 둥글게 말아 올리는 운동.

+ **딥스Dips**: 받침대 등을 팔로 짚고, 팔을 구부렸다가 펴주는 동작으로 자세에 따라 상완삼두근 혹은 하부 흉근 발달에 효과적인 기본 운동.

+ **코어 근육 운동Core Muscle Exercise**: 복부를 감싸고 있어 척추를 보호하는 역할을 하는 코어 근육을 단련하기 위해 복근을 긴장시킨 상태로 엎드리거나 누운 자세 혹은 측면 자세로 버텨 복부와 허리를 강화하는 운동.

+ **점핑 잭Jumping Jack**: 팔과 다리를 동시에 벌리면서 제자리에서 뛰는 동작으로, 많은 다른 동작들과 조합해서 활용(플랭크 점핑 잭 등) 가능한 전신 운동.

+ **푸시업Pushup**: 전통적인 팔굽혀펴기 운동.

+ **플랭크Plank**: 다리를 쭉 펴고 엎드린 자세에서 하는 코어 근육 강화 운동.

+ **싯업Sit-up**: 누운 상태에서 앉은 자세가 되도록 상체를 들어 허리를 탄탄하게 만들고 복근을 단련하는 효과를 주는 운동.

+ **스쿼트Squat**: 무릎을 굽혀 웅크린 자세를 취한 후 다시 일어서는 자세로, 하체, 특히 엉덩이 근육을 단련하며 점프 스쿼트 등 많은 다른 운동의 기초가 되는 운동.

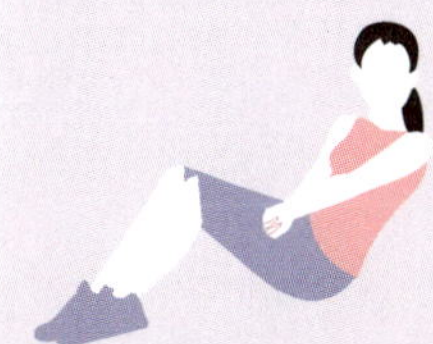

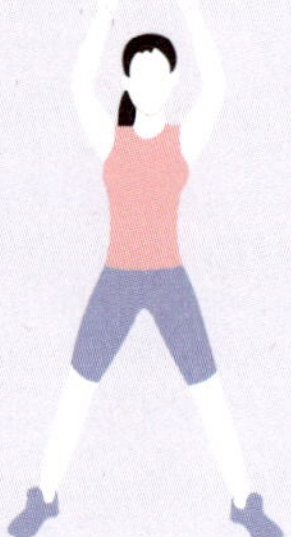

일러두기

하루 7분 / DAY 01

그 날의 프로그램에서 단련하게 될 근육을 붉은색으로 표시했어요.

자극 부위

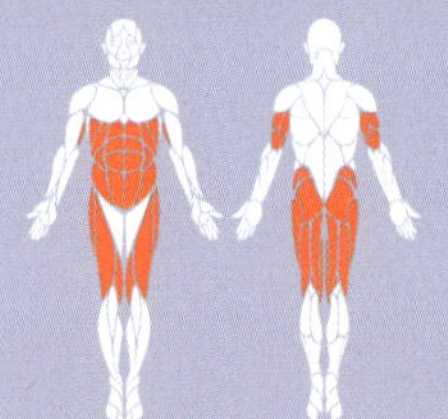

WARMING UP

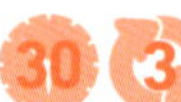
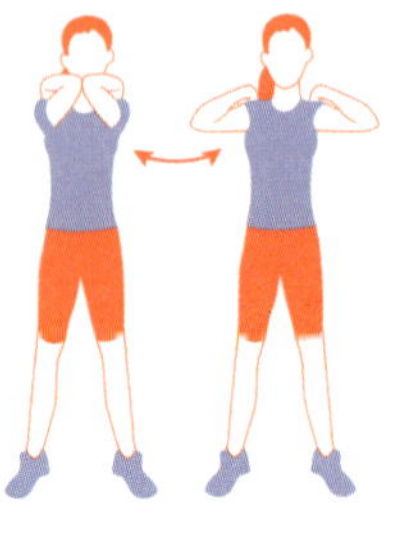

1 니 업
제자리걸음을 하며 무릎을 번갈아 들어 올려 반대쪽 팔꿈치와 맞닿게 합니다.

2 어깨 돌리기
어깨를 앞으로 둥글게 말아 돌렸다가 뒤로 둥글게 돌립니다.

3개 운동을 한 세트로 하여 반복하는 횟수를 말해요.

오늘의 운동이에요. 그림과 설명을 보고 잘 따라 해보세요.

한 운동 자세를 유지하거나 반복하는 초 시간이에요. 양쪽을 번갈아 하는 경우에는 모두 합한 시간을 표시했어요.

WORKOUT

준비물: 의자 또는 발판 1개

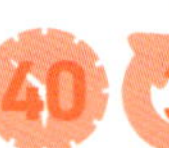

운동에 필요한 기구를 준비해주세요.

옆으로 점프하기 40초

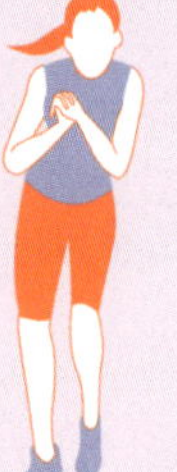
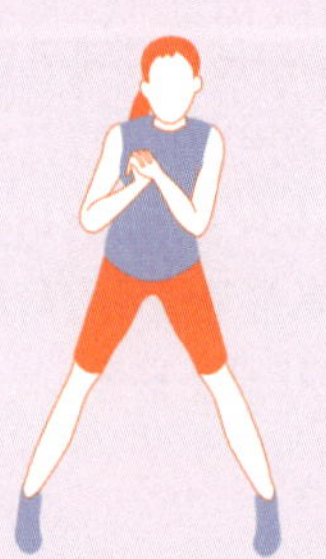
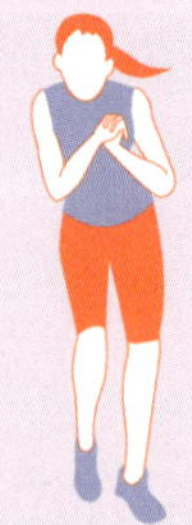

1. 연속해서 옆으로 점프하며 이동합니다.

2. 속도를 줄이고 중심을 잡습니다.

3. 반대 방향으로 점프하면서 원래 위치로 돌아옵니다.

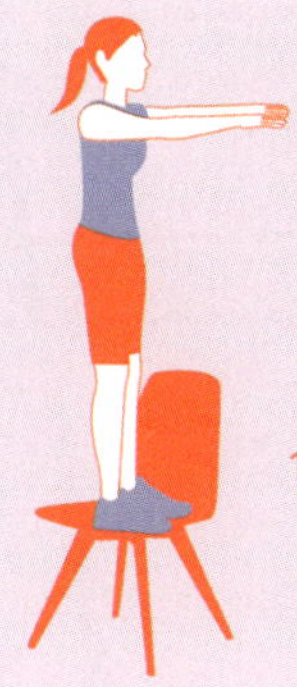

바닥에 내려오기 좌우 각 20초

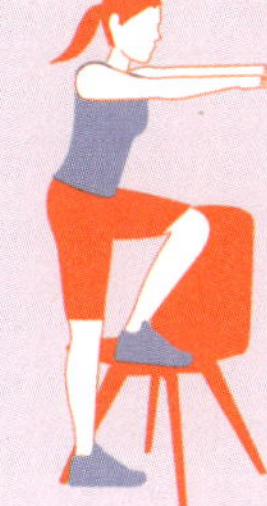

1. 의자 위에 서 있는 상태에서 양팔을 앞으로 쭉 폅니다. 한쪽 발은 의자에 붙인 채 다른 쪽 다리를 바닥으로 내립니다.

2. 발로 바닥을 완전히 디딘 다음 다시 의자 위로 올라가 1의 자세로 돌아옵니다. 이를 반복합니다.

사이드 플랭크 40초

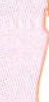
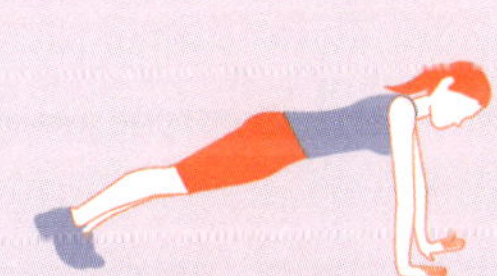
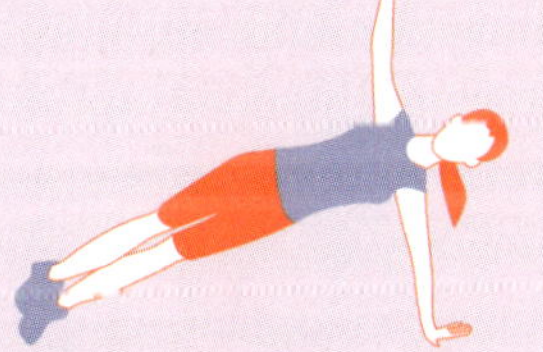
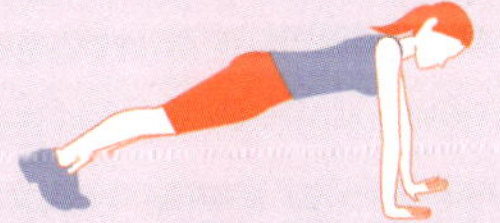

1. 팔을 펴고 플랭크 자세를 취합니다.

2. 몸을 옆으로 돌려 한쪽 팔을 쭉 편 후, 그 상태로 정지합니다.

3. 팔을 내려 원래의 자세로 돌아온 뒤, 반대쪽도 자세를 취합니다.

STRETCHING 30 2

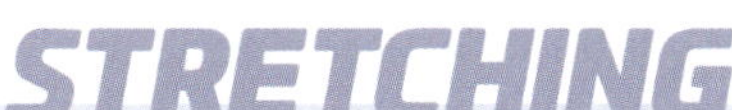

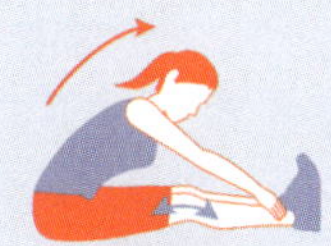

1 등과 허벅지 스트레칭
다리를 펴고 앉은 자세에서 윗몸을 숙여 손으로 발목을 잡습니다. 이때 무릎은 살짝 구부려줍니다. 그런 다음 등을 둥글게 굽혀서 앞으로 천천히 내립니다.

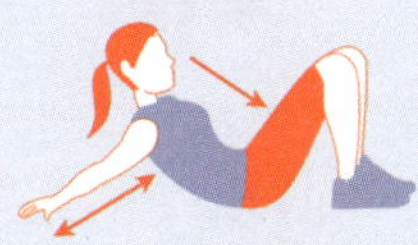

2 어깨 스트레칭
바닥에 앉은 자세에서 가슴을 활짝 폅니다. 팔은 뒤로 멀리 뻗고, 턱은 아래쪽으로 살짝 당겨줍니다.

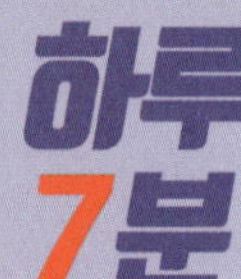

하루 7분 / DAY 01

자극 부위

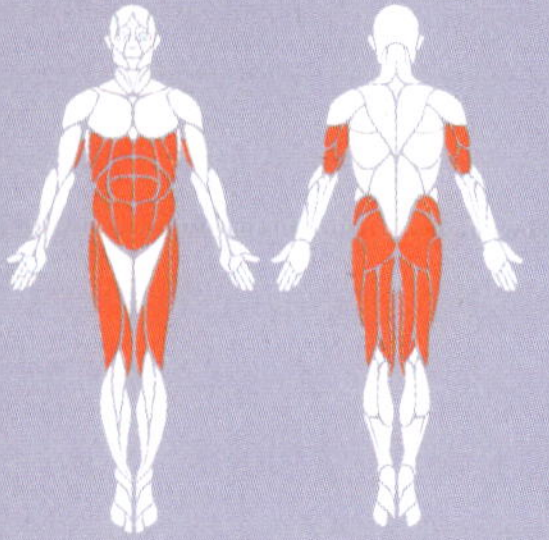

복근
대퇴사두근
둔근
햄스트링
상완삼두근

WARMING UP 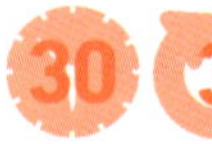

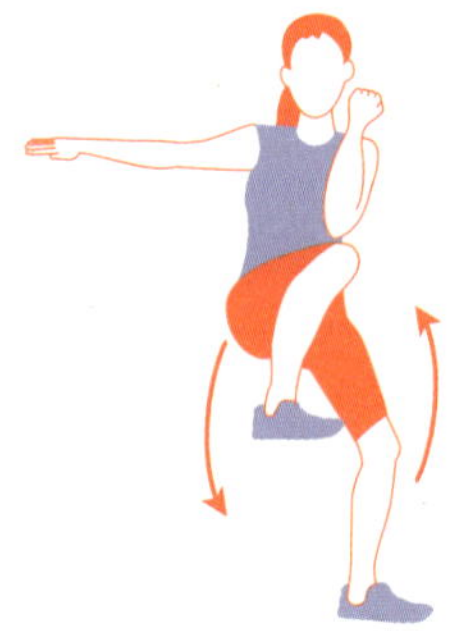

1 니 업
제자리걸음을 하며 무릎을
번갈아 들어 올려 반대쪽
팔꿈치와 맞닿게 합니다.

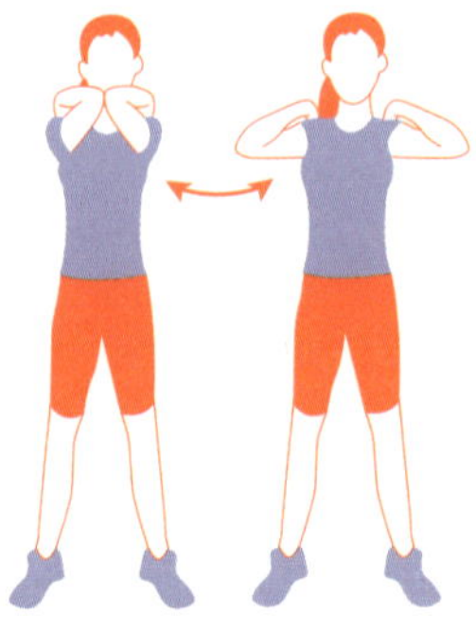

2 어깨 돌리기
어깨를 앞으로 둥글게 말아
돌렸다가 뒤로 둥글게
돌립니다.

WORKOUT

준비물: 의자 또는 발판 1개 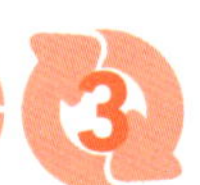

옆으로 점프하기 `40초`

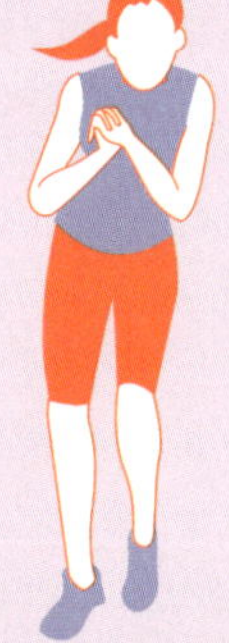

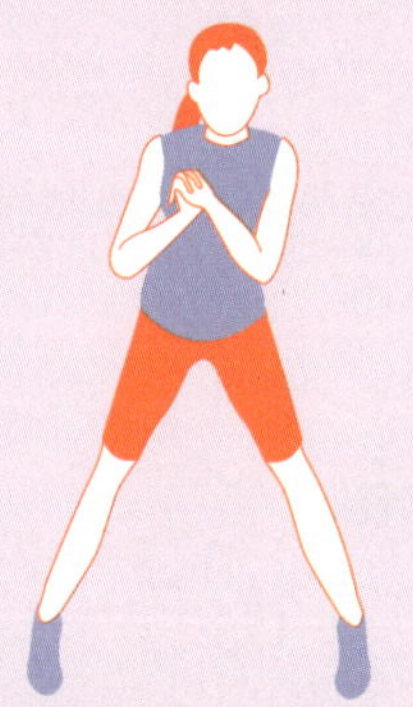

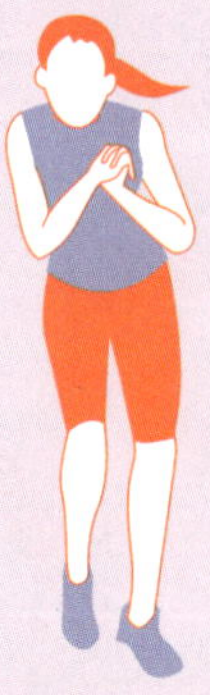

1. 연속해서 옆으로 점프하며 이동합니다.

2. 속도를 줄이고 중심을 잡습니다.

3. 반대 방향으로 점프하면서 원래
위치로 돌아옵니다.

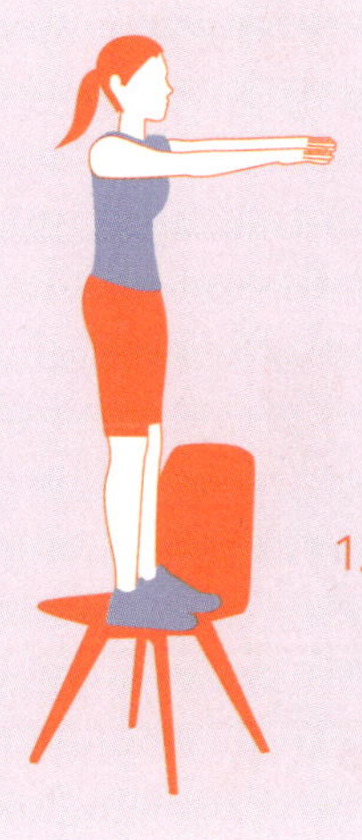 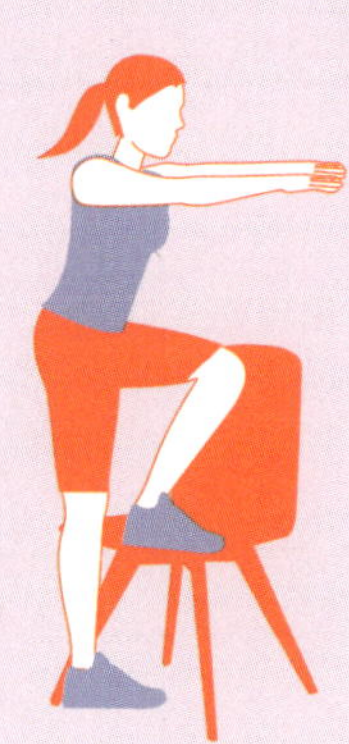

바닥에 내려오기

1. 의자 위에 서 있는 상태에서 양팔을 앞으로 쭉 폅니다. 한쪽 발은 의자에 붙인 채 다른 쪽 다리를 바닥으로 내립니다.

2. 발로 바닥을 완전히 디딘 다음 다시 의자 위로 올라가 1의 자세로 돌아옵니다. 이를 반복합니다.

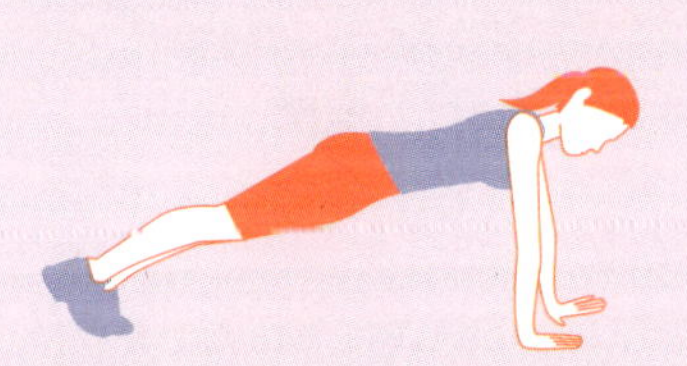 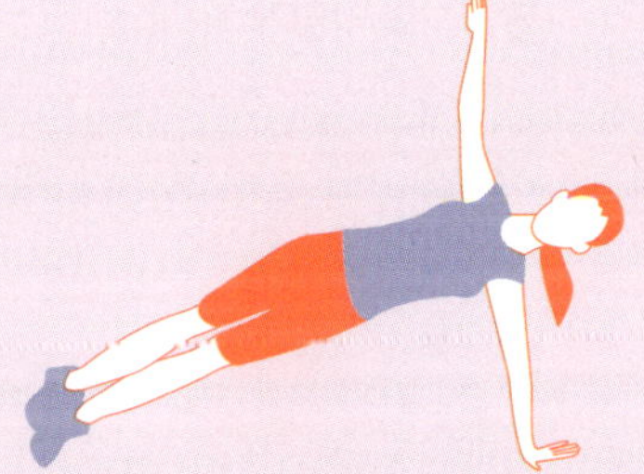 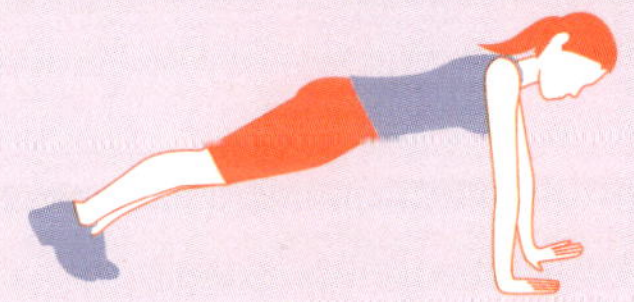

사이드 플랭크

1. 팔을 펴고 플랭크 자세를 취합니다.

2. 몸을 옆으로 돌려 한쪽 팔을 쭉 편 후, 그 상태로 정지합니다.

3. 팔을 내려 원래의 자세로 돌아온 뒤, 반대쪽도 자세를 취합니다.

STRETCHING  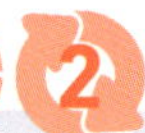

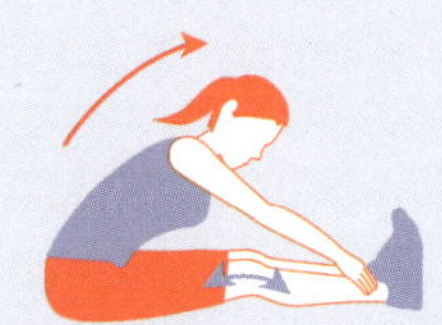

1 등과 허벅지 스트레칭

다리를 펴고 앉은 자세에서 윗몸을 숙여 손으로 발목을 잡습니다. 이때 무릎은 살짝 구부려줍니다. 그런 다음 등을 둥글게 굽혀서 앞으로 천천히 내립니다.

2 어깨 스트레칭

바닥에 앉은 자세에서 가슴을 활짝 폅니다. 팔은 뒤로 멀리 뻗고, 턱은 아래쪽으로 살짝 당겨줍니다.

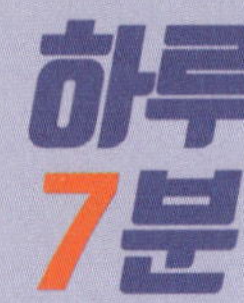

하루 7분 / DAY 02

자극 부위

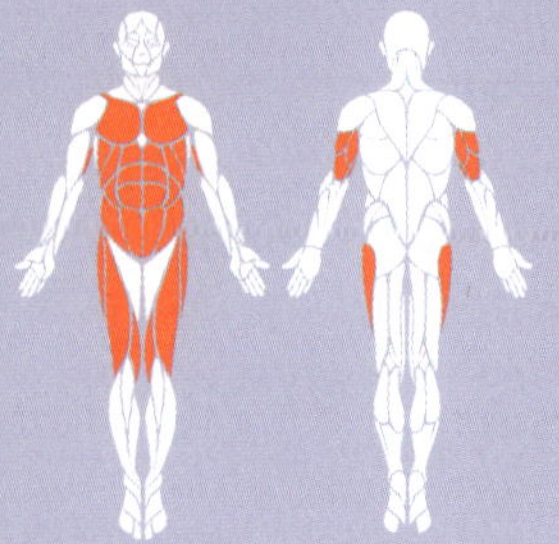

복근
흉근
대퇴사두근
상완삼두근

WARMING UP  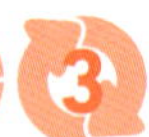

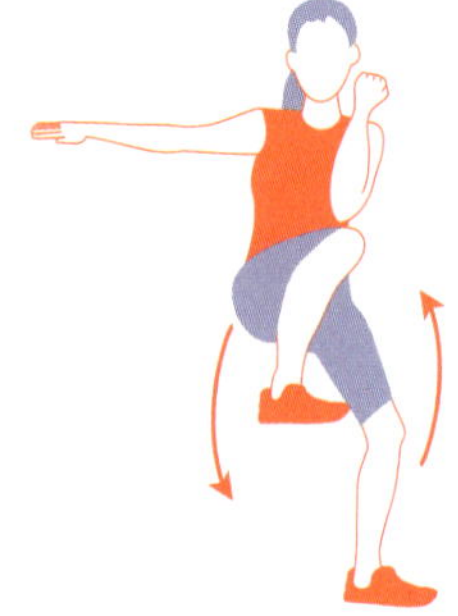

1 니 업
제자리걸음을 하며 무릎을
번갈아 들어 올려 반대쪽
팔꿈치와 맞닿게 합니다.

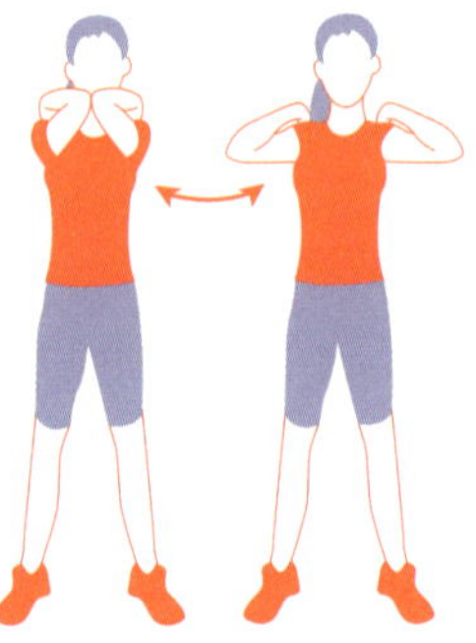

2 어깨 돌리기
어깨를 앞으로 둥글게 말아
돌렸다가 뒤로 둥글게
돌립니다.

WORKOUT 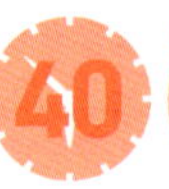 

제자리 뛰기 | 40초

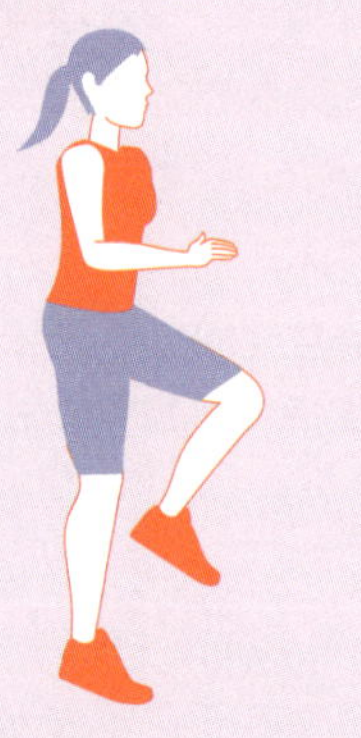 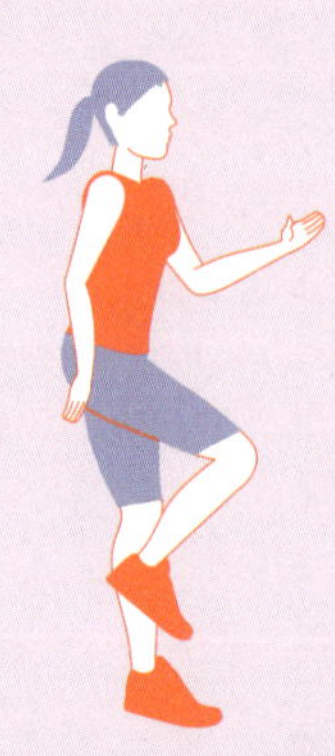

1. 무릎을 높이 들어 올리면서 제자리에서 뜁니다.
양팔은 자연스럽게 흔들어줍니다.

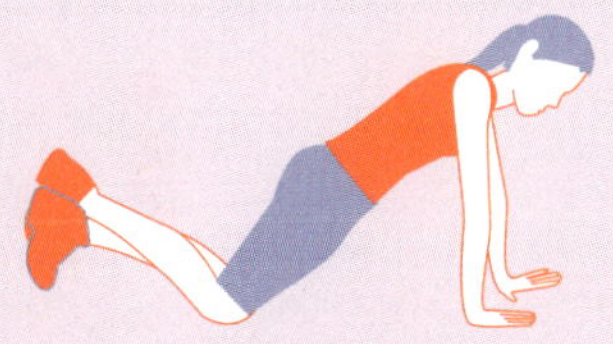 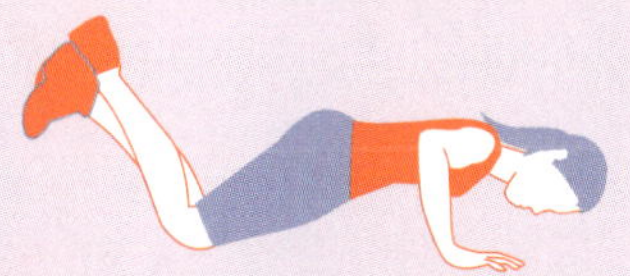

무릎 꿇고 푸시업   40초

1. 무릎을 꿇고 양손으로 바닥을 짚습니다. 이때 손은 가슴 아래에 둡니다. 굽힌 무릎에 체중을 실으면서 팔을 굽힙니다.

2. 배와 가슴이 바닥에 닿을 때까지 상체를 아래로 내렸다가 양팔을 뻗으면서 몸을 다시 위로 올립니다. 이 동작을 반복합니다.

정적 코어 근육 운동   40초

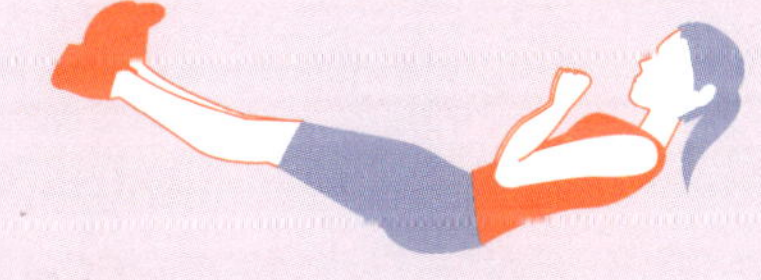

1. 바닥에 누운 자세에서 어깨를 바닥에서 뗀 채, 다리를 모아서 들어 올립니다. 이때 허리 하부는 바닥에 붙이고, 배는 힘주어 당깁니다.

STRETCHING 30 2

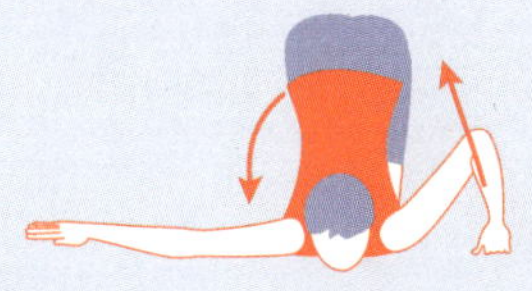

1 가슴 스트레칭

무릎을 꿇은 자세에서 한쪽 팔을 뻗어 바닥에 옆으로 내려놓습니다. 반대쪽 팔을 굽힌 상태에서 손에 체중을 싣고, 팔을 뻗은 쪽 가슴근육이 늘어나도록 상체를 가볍게 틀어줍니다.

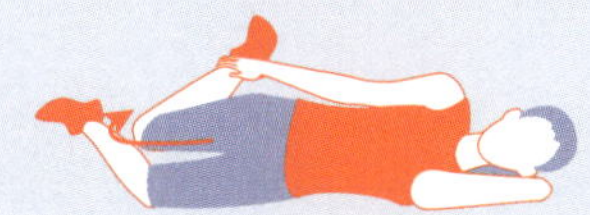

2 허벅지 스트레칭

한쪽 옆으로 누운 자세에서 골반을 쭉 펴줍니다. 발목을 잡고 위로 당겨 허벅지 뒤를 자극합니다. 누운 자세를 바꿔 반대쪽 허벅지도 스트레칭합니다.

하루 7분 / DAY 03

자극 부위

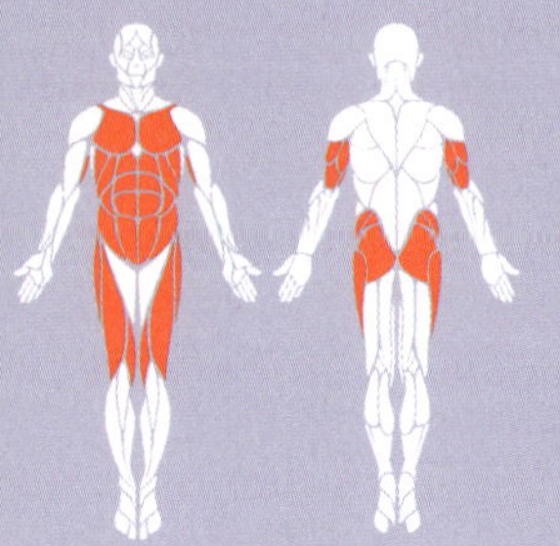

복근
흉근
대퇴사두근
둔근
상완삼두근

WARMING UP 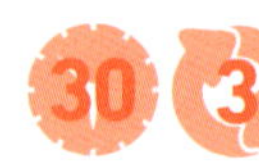 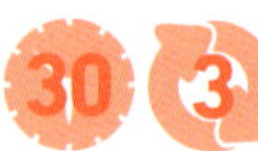

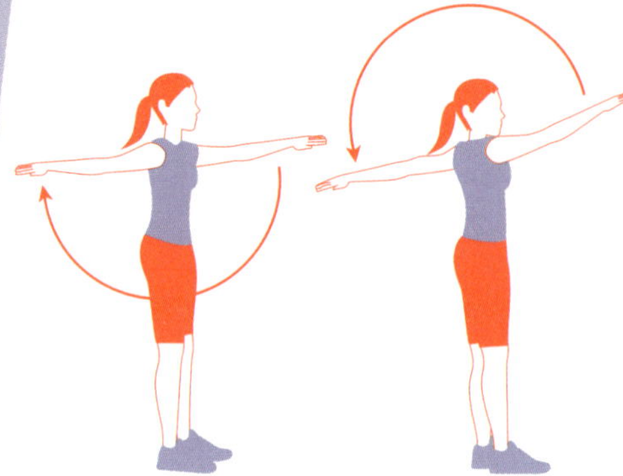
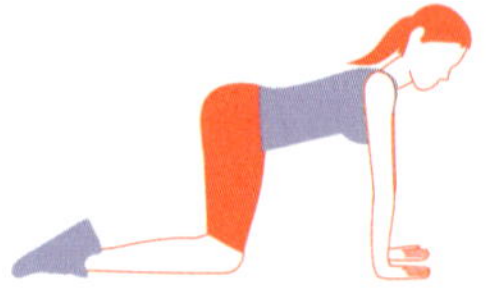
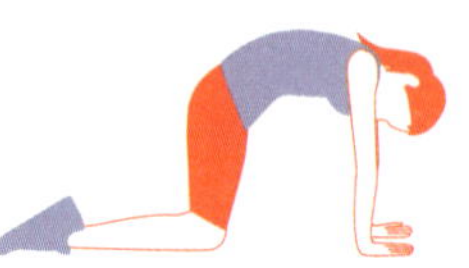

1 팔 흔들기
양팔을 앞뒤로 쭉 펴서 크게 흔들어줍니다.

2 등 굽혔다 펴기
기어가는 자세에서 등을 둥글게 굽히고 펴주는 동작을 번갈아서 합니다.

WORKOUT  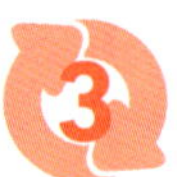

점핑 잭　40초

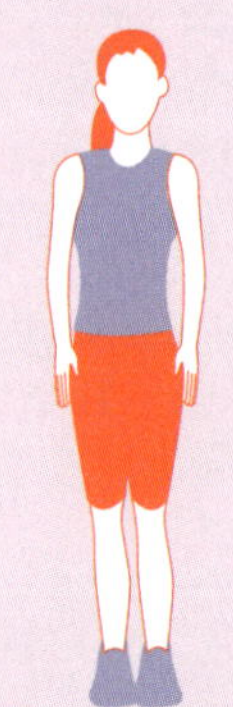
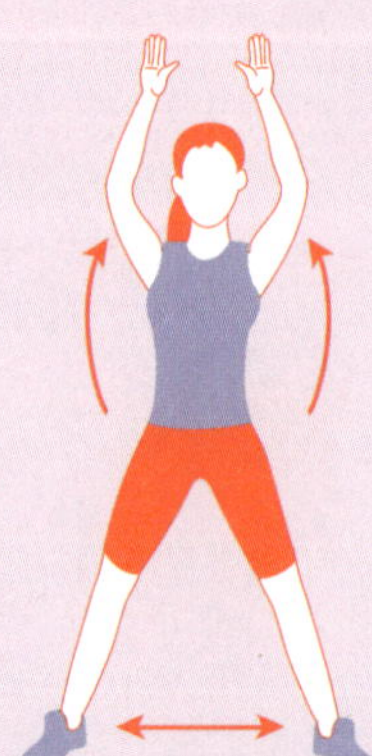

1. 선 자세에서 두 다리를 모아줍니다.

2. 팔다리를 양옆으로 크게 뻗으면서 점프했다가 다시 모으면서 착지합니다. 이 동작을 반복합니다.

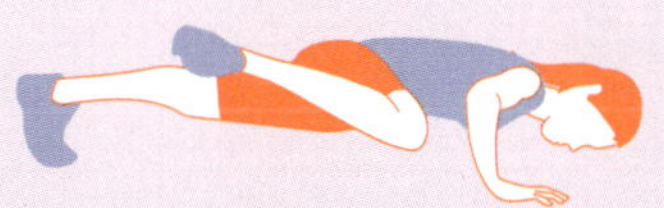

스파이더맨 푸시업

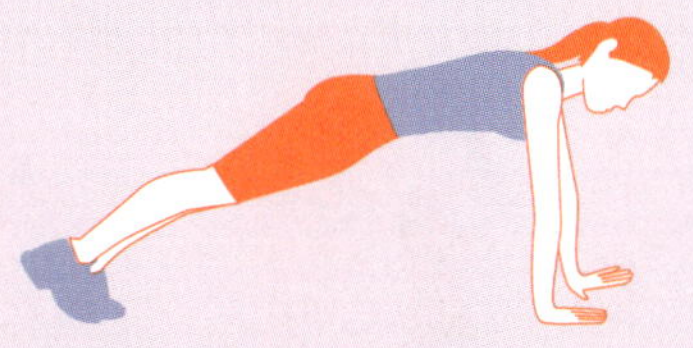

1. 팔을 편 플랭크 자세에서 양팔을 굽혀 내려갑니다.

2. 한쪽 무릎을 들어 팔꿈치 쪽으로 가져갑니다.
   무릎을 내린 뒤, 팔을 펴서 다시 몸을 올립니다.
   양쪽 무릎을 번갈아가며 자세를 취합니다.

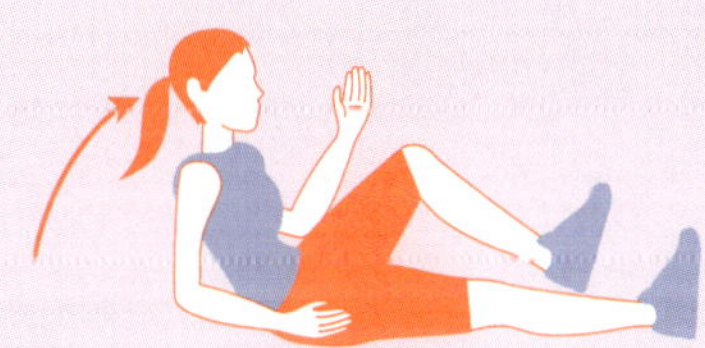

싱글 레그 싯업

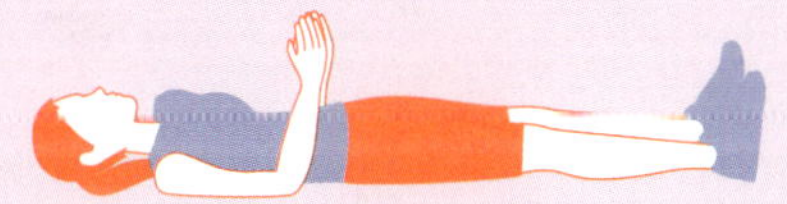

1. 바닥에 등을 대고 누운 자세에서 팔은 굽혀
   서 위로 향하게 합니다.

2. 상체를 일으키면서 한쪽 팔과 반대쪽 다리의
   무릎을 굽히며 들어 올립니다. 양쪽을 번갈아
   반복합니다.

STRETCHING 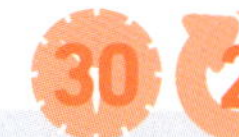

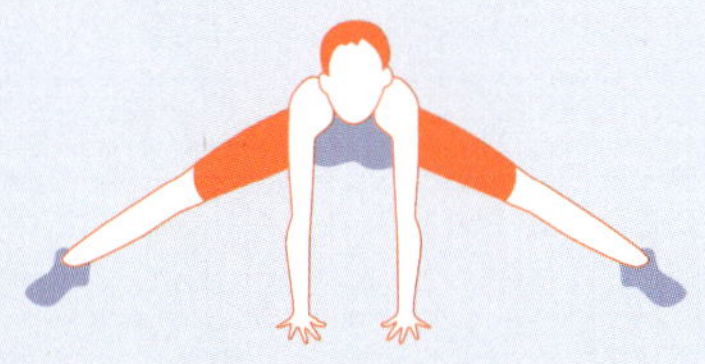

1 후방 근육 사슬 스트레칭
선 자세에서 두 다리를 넓게 벌립니다. 두 팔을 앞으로 내민 다음 두
손으로 바닥을 짚고 엉덩이를 뒤로 쭉 밀어줍니다.

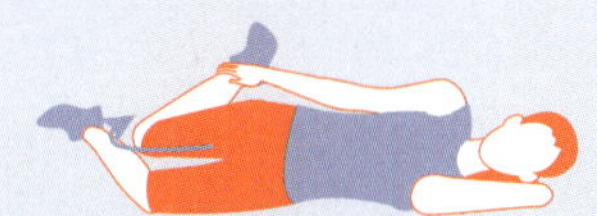

2 허벅지 스트레칭
한쪽 옆으로 누운 자세에서 골반을 쭉 펴줍니다. 발목을 잡고 위로
당겨 허벅지 뒤를 자극합니다. 누운 자세를 바꿔 반대쪽 허벅지도
스트레칭합니다.

하루 7분 / DAY 04

자극 부위

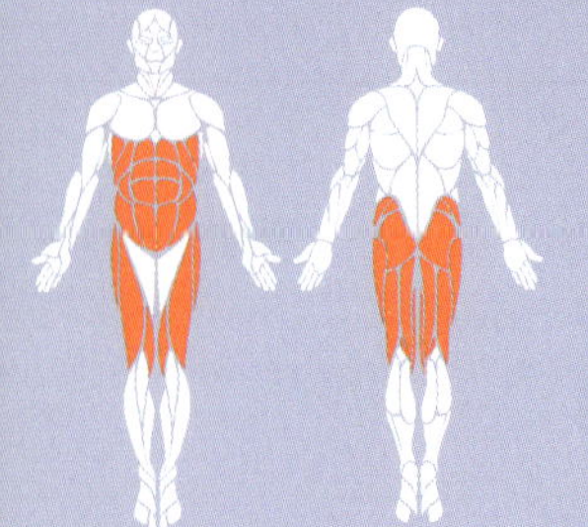

복근
대퇴사두근
둔근
햄스트링

WARMING UP 

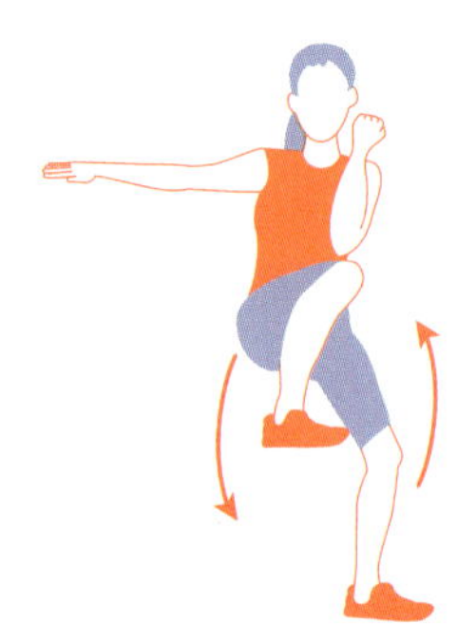

1 니 업
제자리걸음을 하며 무릎을
번갈아 들어 올려 반대쪽
팔꿈치와 맞닿게 합니다.

2 팔 흔들기
양팔을 앞뒤로 쭉 펴서 크게
흔들어줍니다.

WORKOUT 

런지 점프　40초

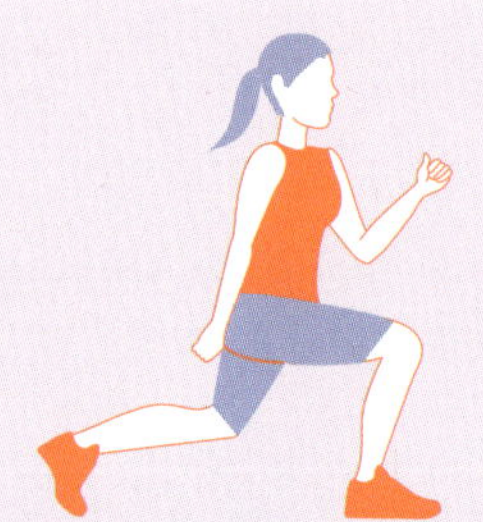

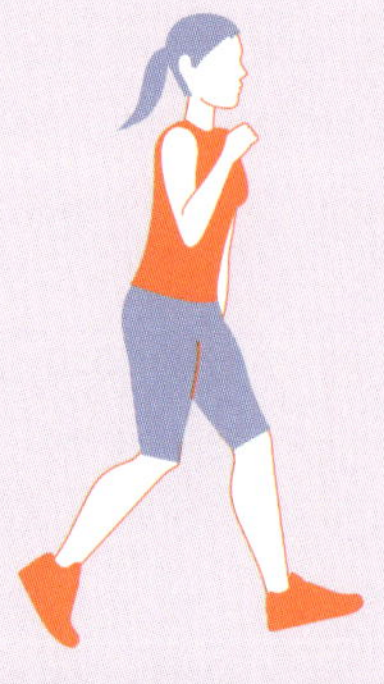

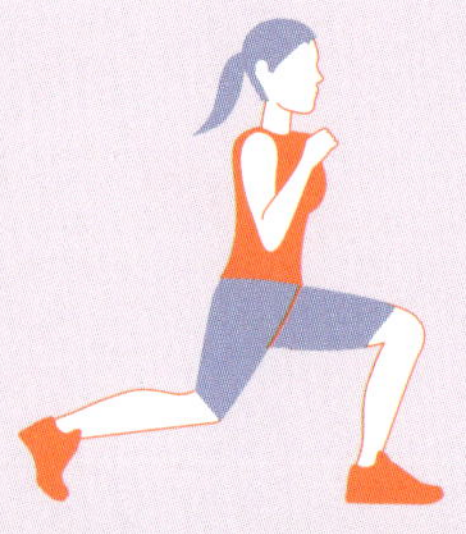

1. 한쪽 발을 앞으로 디뎌 프런트 런
지 자세를 취합니다.

2. 높이 뛰면서 가위차기를 하듯 다리
를 모아 교차시킵니다.

3. 두 다리의 위치를 번갈아가며 런지
자세를 취합니다. 무릎이 발끝보다
나오지 않도록 주의합니다.

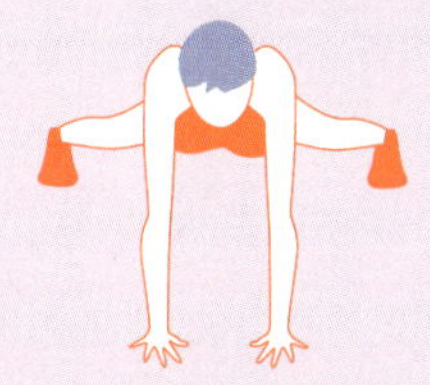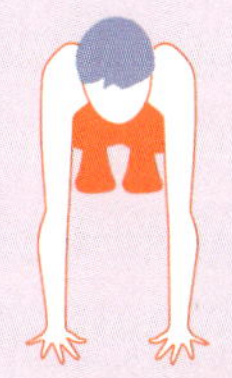

플랭크 잭 | 40초

1. 팔을 편 플랭크 자세에서 골반과 어깨가 일직선을 이루게 합니다.

2. 뒤로 뻗은 다리를 점프하면서 옆으로 넓게 벌렸다가 점프하면서 다시 모아줍니다. 이 동작을 반복합니다.

플랭크 | 40초

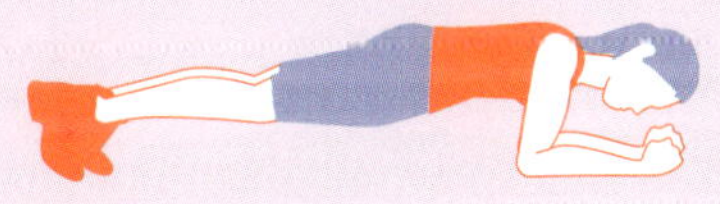

1. 팔꿈치와 무릎을 대고 엎드립니다. 팔꿈치를 어깨 아래에 오게 한 후, 무릎을 떼고 팔꿈치와 발로 버팁니다.

2. 등, 어깨, 머리는 일직선을 유지하고 배는 힘주어 당깁니다.

STRETCHING 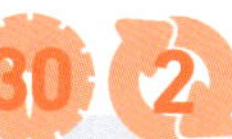

1 등과 허벅지 스트레칭

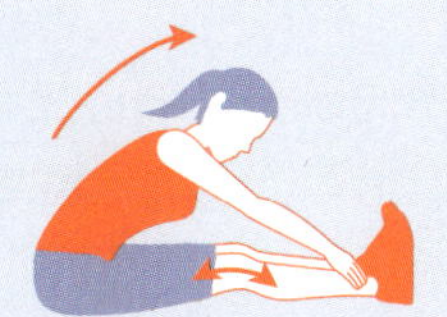

다리를 펴고 앉은 자세에서 윗몸을 숙여 손으로 발목을 잡습니다. 이때 무릎은 살짝 구부려줍니다. 그런 다음 등을 둥글게 굽혀서 앞으로 천천히 내립니다.

2 허벅지 스트레칭

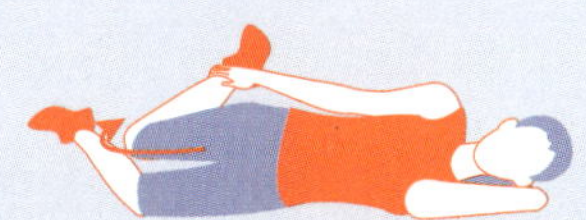

한쪽 옆으로 누운 자세에서 골반을 쭉 펴줍니다. 발목을 잡고 위로 당겨 허벅지 뒤를 자극합니다. 누운 자세를 바꿔 반대쪽 허벅지도 스트레칭합니다.

하루 7분 / DAY 05

자극 부위

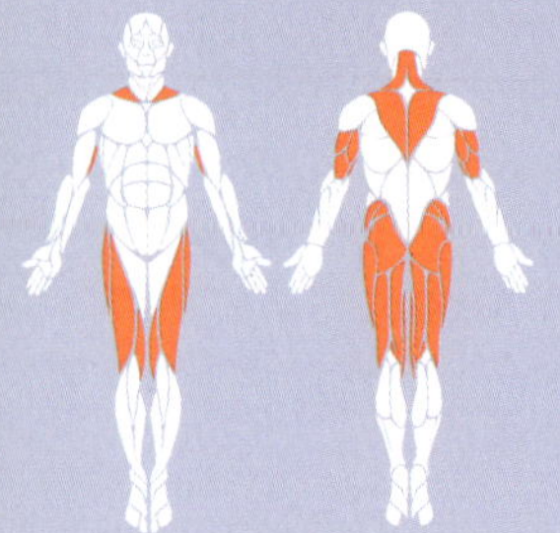

대퇴사두근
승모근
둔근
햄스트링
상완삼두근

WARMING UP 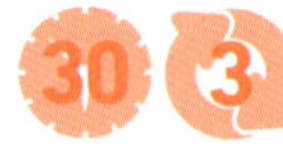

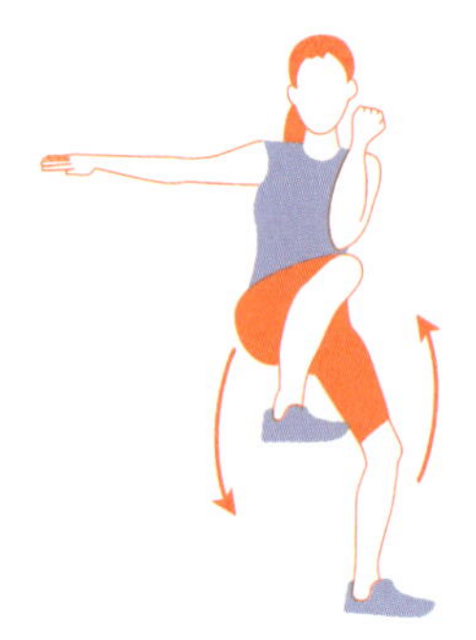

1 니 업
제자리걸음을 하며 무릎을
번갈아 들어 올려 반대쪽
팔꿈치와 맞닿게 합니다.

2 팔 흔들기
양팔을 앞뒤로 쭉 펴서 크게
흔들어줍니다.

WORKOUT
준비물: 의자 1개

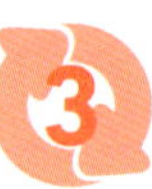

사이드 스텝 & 제자리 피치　　40초

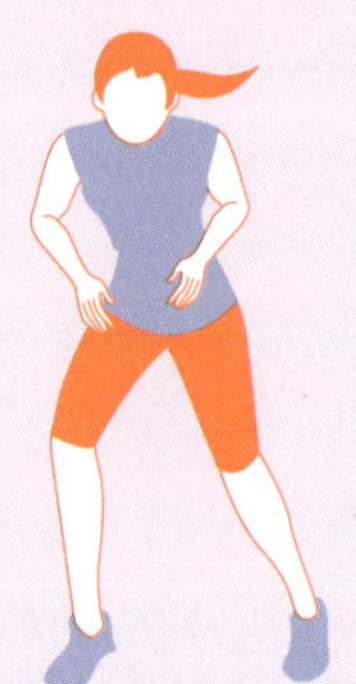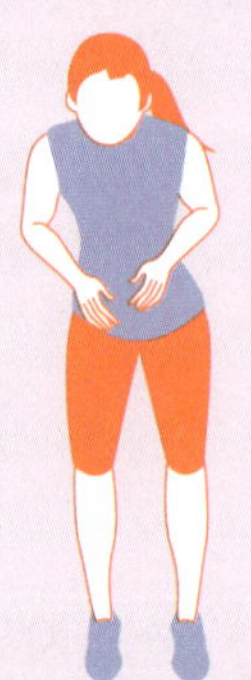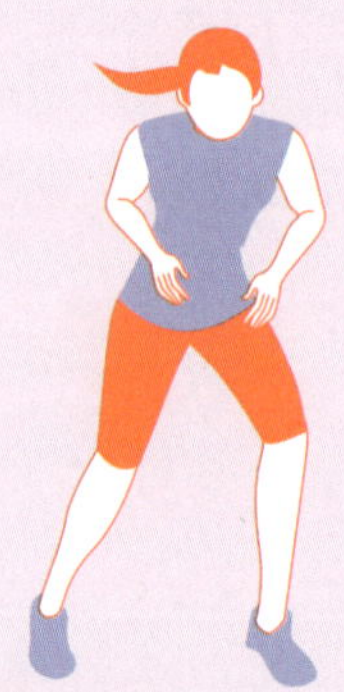

1. 옆으로 2~3걸음 빠르게 이동합니다.

2. 제자리에서 작은 보폭으로 빠르게 뜁니다.

3. 다시 반대 방향으로 2~3걸음 이동하여 동작을 반복합니다.

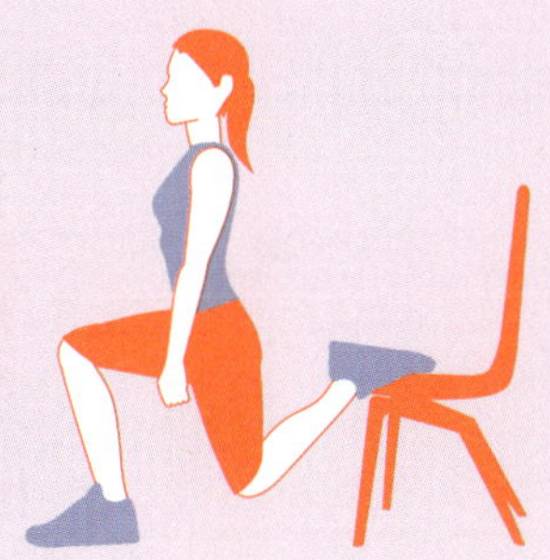

불가리안 런지 좌우 각 20초씩

1. 한쪽 발을 의자 위에 걸쳐둔 런지 자세를 취합니다.

2. 체중을 앞발 뒤꿈치에 싣고 몸을 올렸다 내리길 반복합니다. 앞무릎이 발끝보다 앞으로 나가지 않도록 주의합니다. 이 동작을 반복합니다.

등과 팔근육 강화 운동 40초

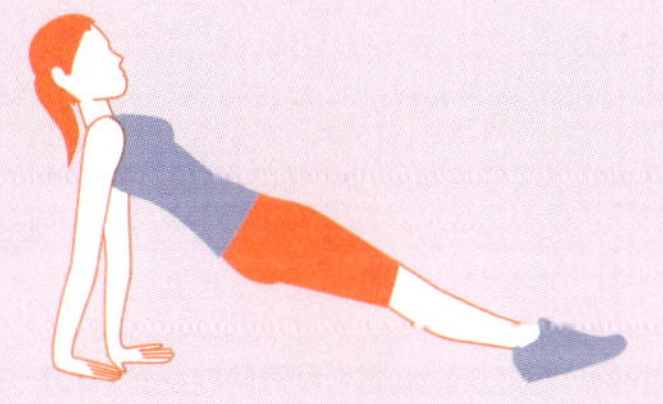 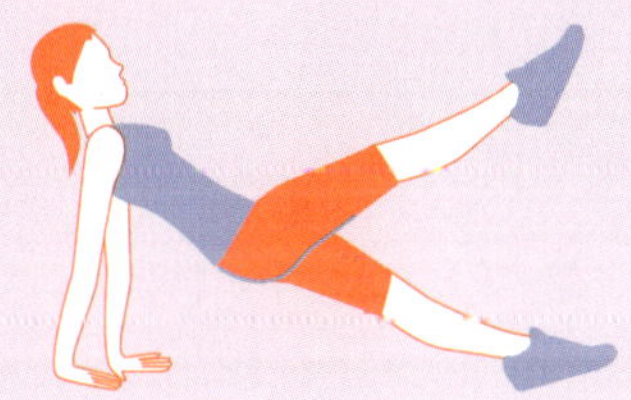

1. 다리를 쭉 뻗은 상태로 골반을 올린 리버스 플랭크 자세를 취합니다.

2. 이 상태에서 한쪽씩 번갈아가며 다리를 들어 올립니다.

STRETCHING 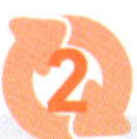 30 2

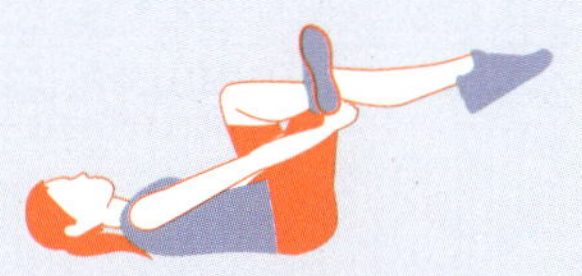

1 엉덩이 근육 스트레칭
등을 대고 누운 자세에서 오른쪽 무릎을 접어 당기고, 그 위에 왼발을 올립니다. 오른쪽 허벅지 뒤쪽을 잡고 몸 쪽으로 끌어당깁니다. 양쪽을 번갈아 스트레칭합니다.

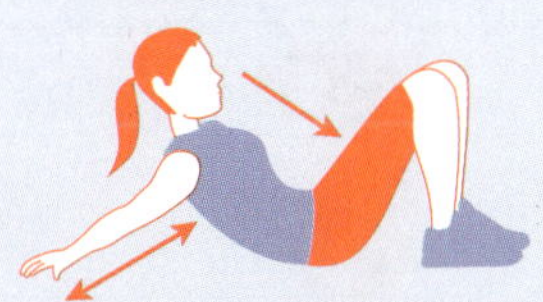

2 어깨 스트레칭
바닥에 앉은 자세에서 가슴을 활짝 폅니다. 양팔을 뒤로 멀리 뻗고, 턱은 아래쪽으로 살짝 당겨줍니다.

자극 부위

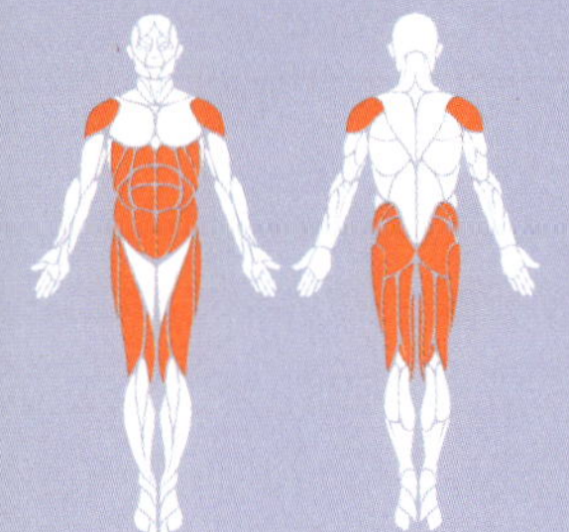

내전근
삼각근
햄스트링
요근
대퇴사두근

WARMING UP

 30 3

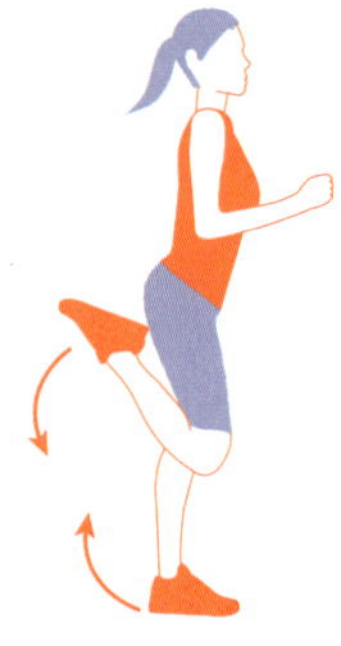

1 버트 킥
제자리에서 발꿈치가
궁둥이에 닿을 정도로 발을
뒤로 차며 빠르게 걷습니다.

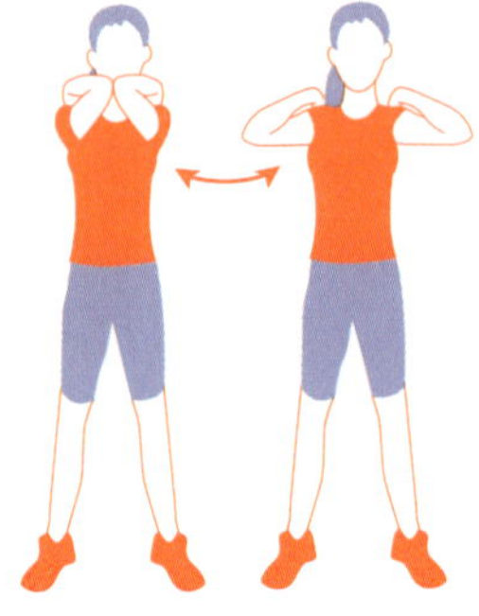

2 어깨 돌리기
어깨를 앞으로 둥글게 말아
돌렸다가 뒤로 둥글게
돌립니다.

WORKOUT

40 3

버피　40초

1. 손바닥을 바닥에 붙인 채 쭈
그려 앉는 자세를 취합니다.

2. 살짝 점프하면서 다리를 뒤
쪽으로 쭉 뻗습니다.

3. 다리를 다시 앞으로 모은 후, 일
어서면서 점프합니다. 이때 두
팔은 만세를 하듯 공중으로 뻗
습니다. 이 동작을 반복합니다.

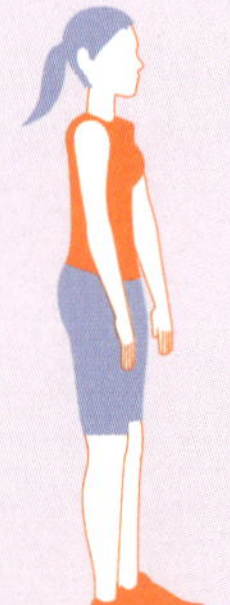
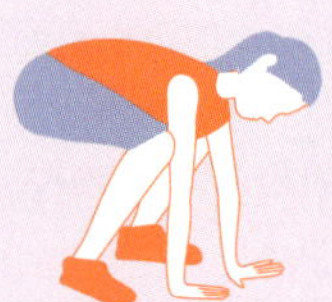
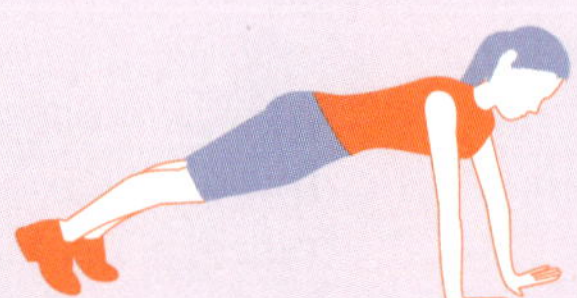
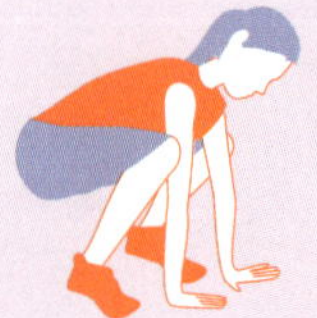
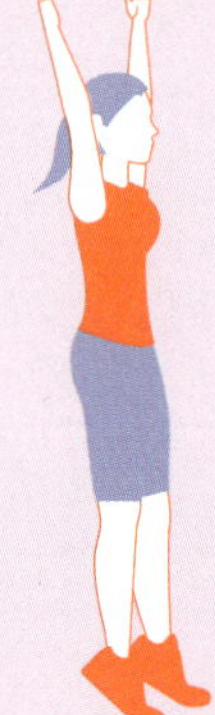

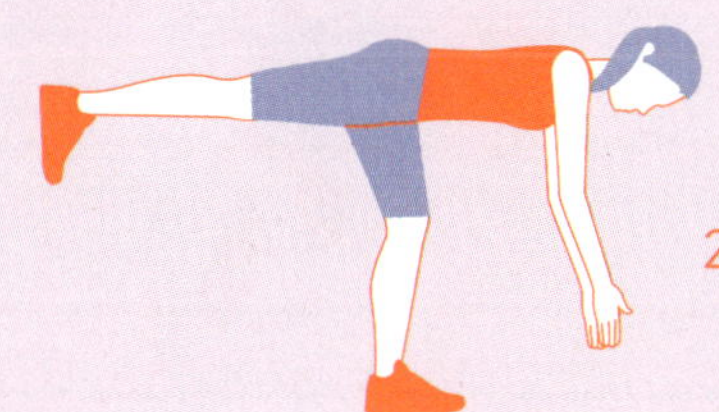

시소 플랭크

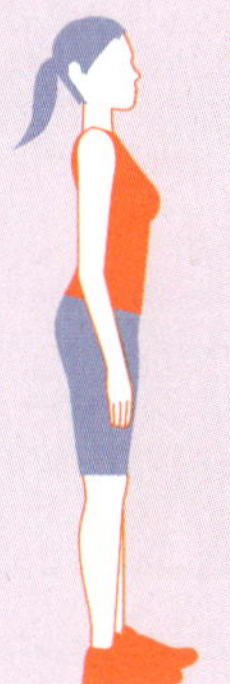

1. 선 자세에서 한쪽 다리를 뒤로 들면서 몸을 앞으로 기울입니다. 이때 체중을 지탱하는 다리는 살짝 굽힙니다.

2. 상체가 굽혀지지 않도록 가슴을 펴며, 양팔을 아래쪽으로 쭉 뻗고 버팁니다.

슈퍼맨 플랭크

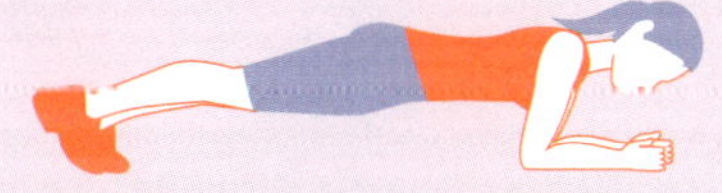

1. 몸을 일직선으로 유지하며 팔꿈치를 바닥에 괸 플랭크 자세를 취합니다.

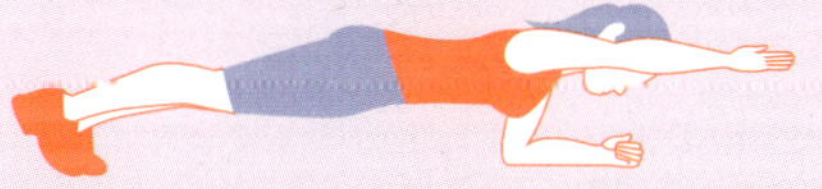

2. 한 손을 천천히 앞으로 뻗어줍니다. 양손을 번갈아가며 반복합니다.

STRETCHING 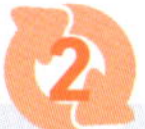

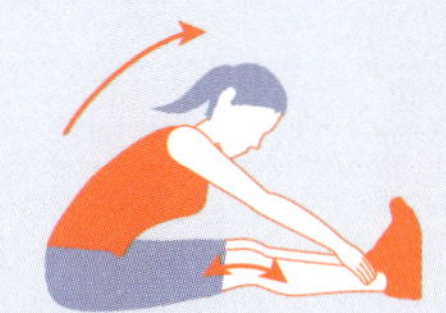

1 등과 허벅지 스트레칭
다리를 펴고 앉은 자세에서 윗몸을 숙여 손으로 발목을 잡습니다. 이때 무릎은 살짝 구부려줍니다. 그런 다음 등을 둥글게 굽혀서 앞으로 천천히 내립니다.

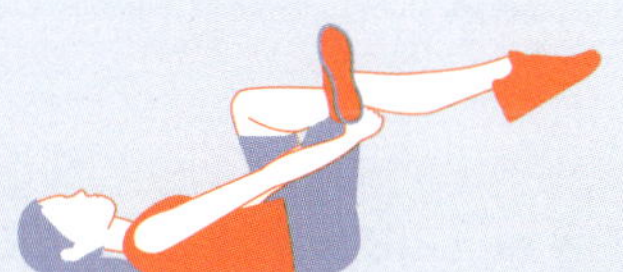

1 엉덩이 근육 스트레칭
등을 대고 누운 자세에서 오른쪽 무릎을 접어 당기고, 그 위에 왼발을 올립니다. 오른쪽 허벅지 뒤쪽을 잡고 몸 쪽으로 끌어당깁니다. 양쪽을 번갈아 스트레칭합니다.

자극 부위

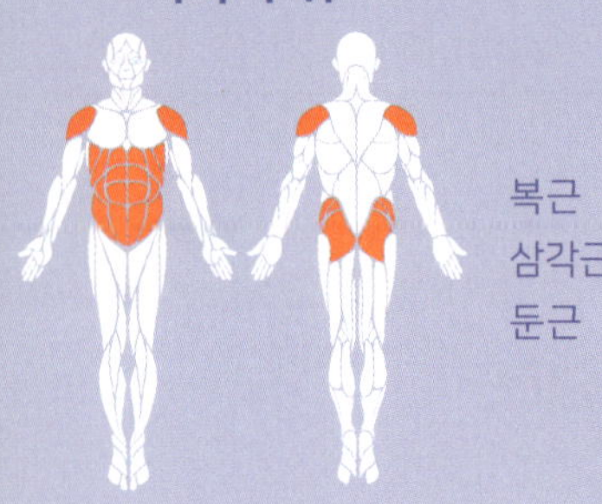

복근
삼각근
둔근

WARMING UP

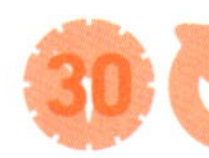 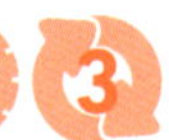

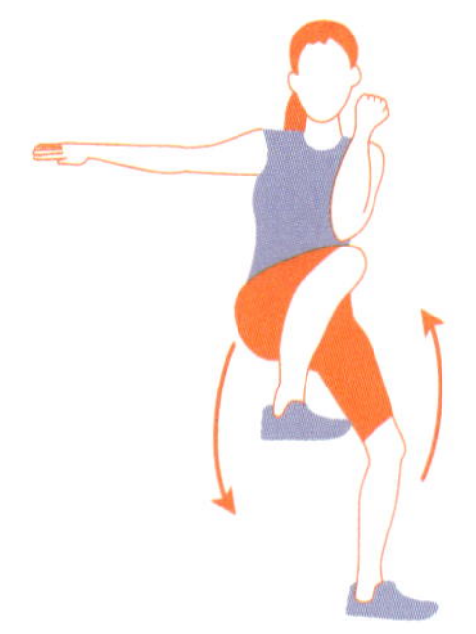

1 니 업
제자리걸음을 하며 무릎을 번갈아 들어 올려 반대쪽 팔꿈치와 맞닿게 합니다.

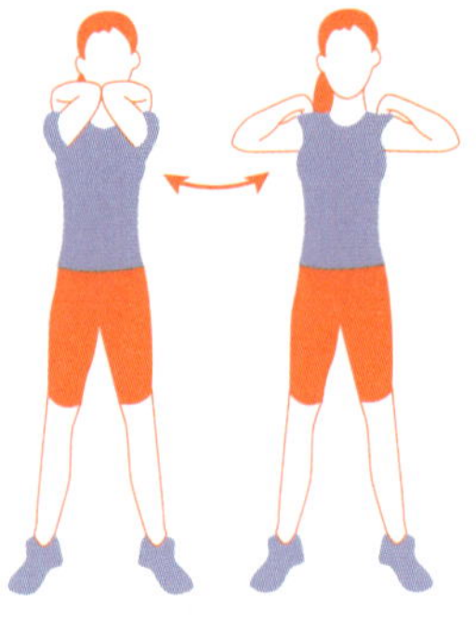

2 어깨 돌리기
어깨를 앞으로 둥글게 말아 돌렸다가 뒤로 둥글게 돌립니다.

WORKOUT

 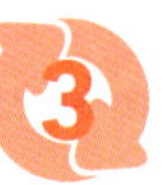

스쿼트 킥   40초

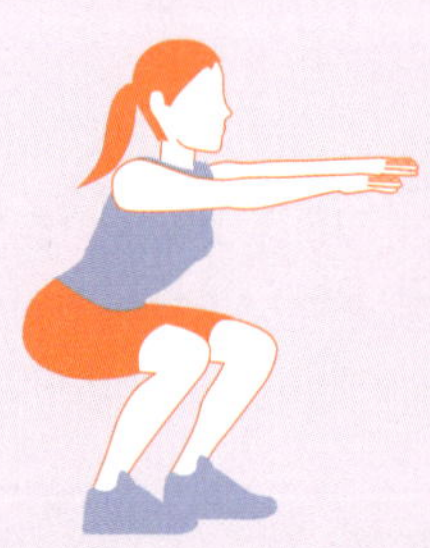

1. 선 자세에서 다리를 골반 너비만큼 벌리고 엉덩이와 허벅지를 무릎 높이만큼 내리는 스쿼트 자세를 취합니다.

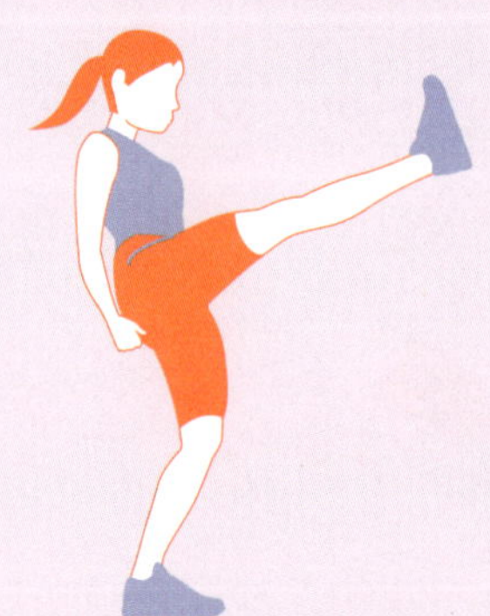

2. 일어서면서 한쪽 다리를 차듯이 앞으로 뻗습니다. 이때 체중을 싣는 다리는 살짝 굽혀줍니다. 양쪽 다리를 번갈아가며 반복합니다.

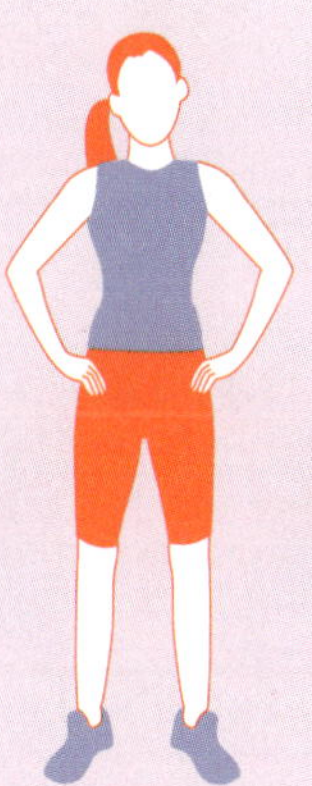

사이드 런지

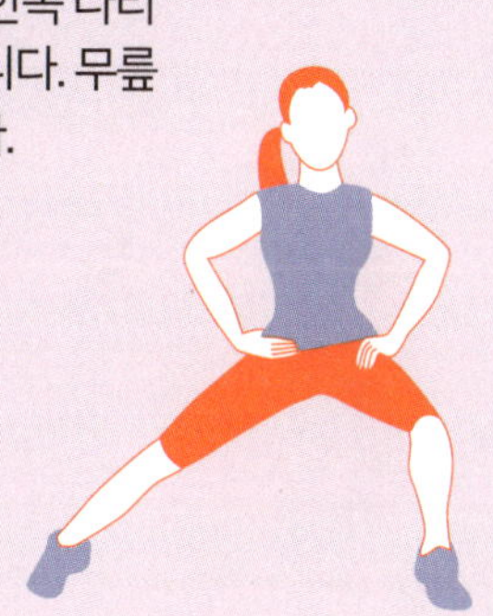

1. 두 발을 벌리고 선 자세에서 한쪽 다리를 옆으로 벌린 다음 굽혀줍니다. 무릎은 발목보다 안쪽에 있습니다.

2. 이때 엉덩이를 가볍게 뒤로 빼며 상체를 살짝 숙이고 반대쪽 다리는 쭉 뻗어 스트레칭 자세를 유지합니다. 양쪽 다리를 번갈아 반복합니다.

사이드 플랭크 트위스트

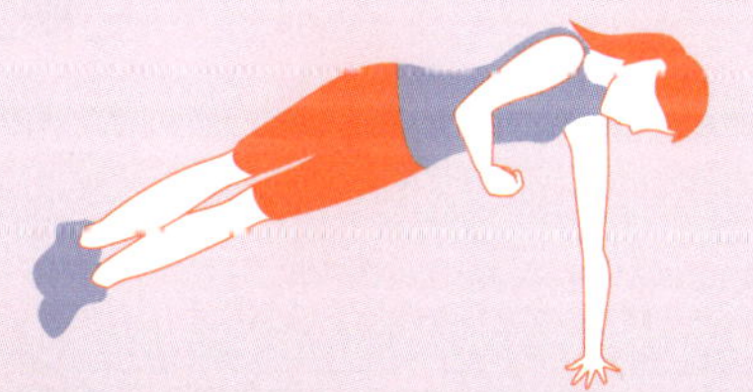

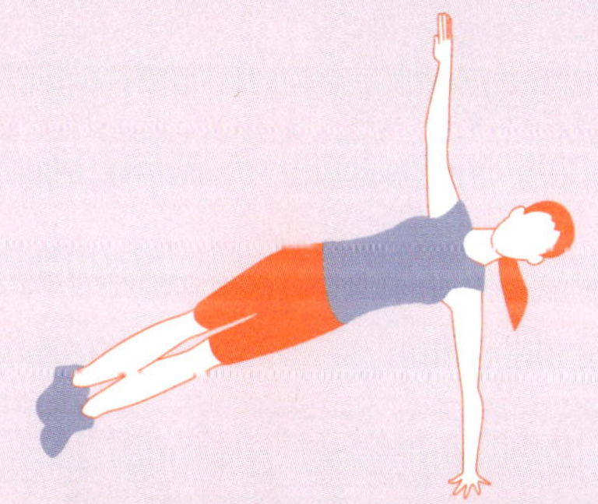

1. 사이드 플랭크 자세에서 위에 있는 팔을 몸 아래로, 앞에서 뒤쪽으로 당겨줍니다. 이때 몸도 안쪽으로 살짝 돌려줍니다.

2. 다시 팔을 위로 뻗으면서 스트레칭합니다.

STRETCHING 

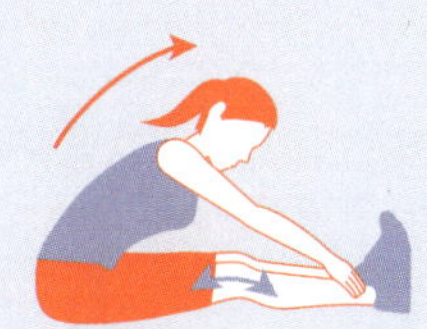

1 등과 허벅지 스트레칭

다리를 펴고 앉은 자세에서 윗몸을 숙여 손으로 발목을 잡습니다. 이때 무릎은 살짝 구부려줍니다. 그런 다음 등을 둥글게 굽혀서 앞으로 천천히 내립니다.

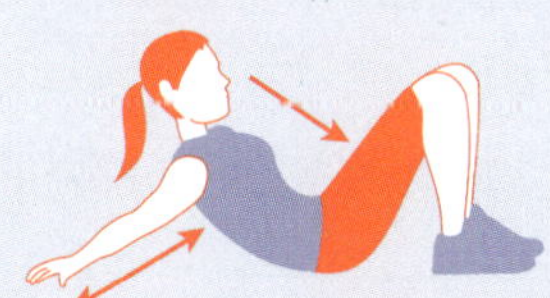

2 어깨 스트레칭

바닥에 앉은 자세에서 가슴을 활짝 폅니다. 양팔을 뒤로 멀리 뻗고, 턱은 아래쪽으로 살짝 당겨줍니다.

하루 7분 / DAY 08

자극 부위

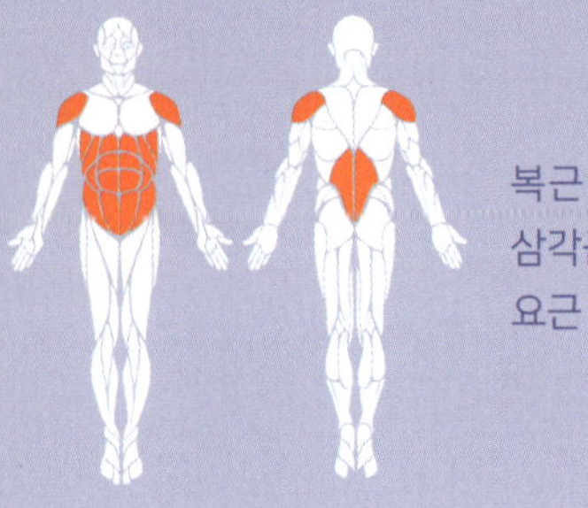

복근
삼각근
요근

WARMING UP

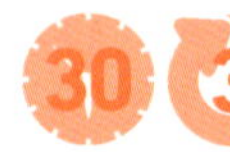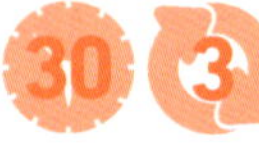

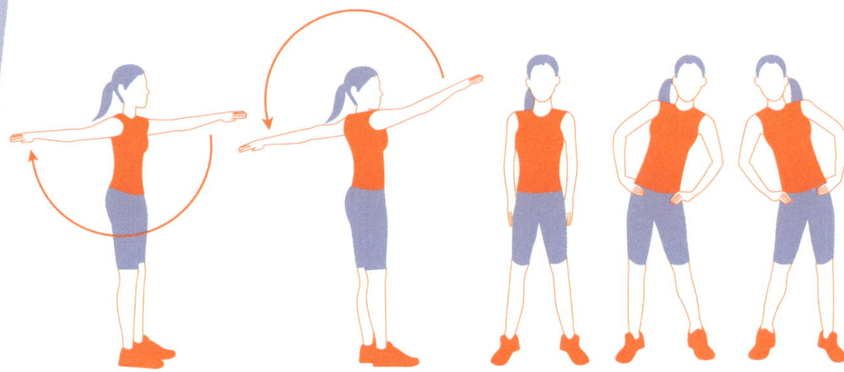

1 팔 흔들기
양팔을 앞뒤로 쭉 펴서 크게
흔들어줍니다.

2 골반 이완 운동
선 자세에서 두 다리를 골반
너비로 벌립니다. 골반을
좌우로 번갈아가며 돌립니다.

WORKOUT

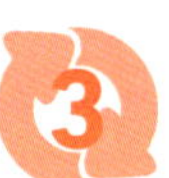

마운틴 클라이머 · 40초

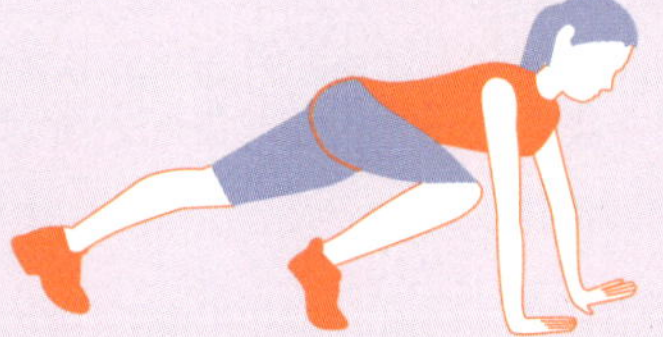

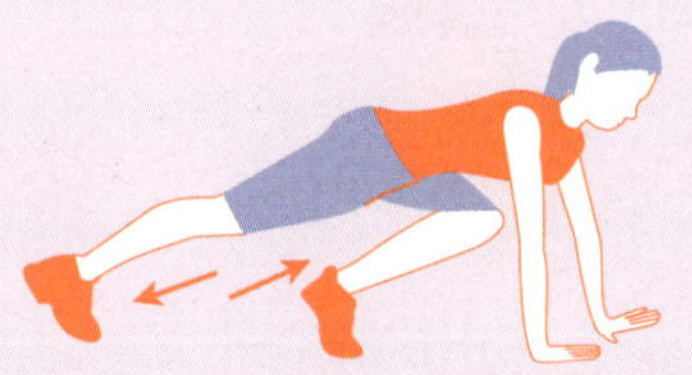

1. 팔을 편 플랭크 자세에서 양쪽 무릎을 번갈아가
며 가슴 쪽으로 올려줍니다.

2. 이때 머리, 등, 다리는 일직선을 유지합니다.

슈퍼맨 자세

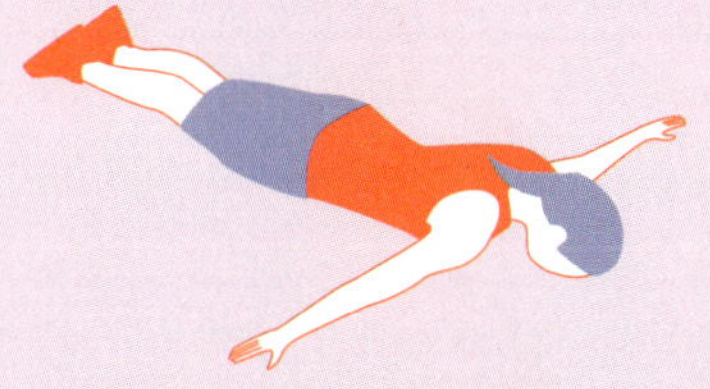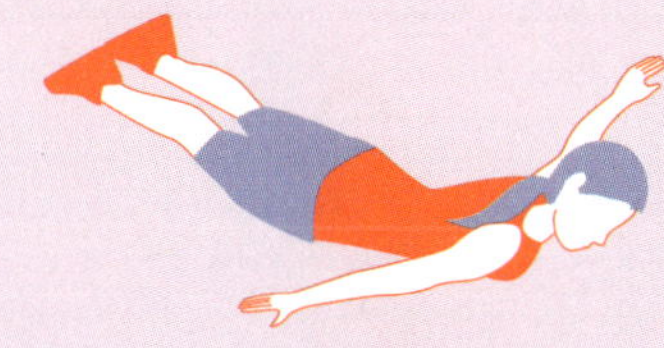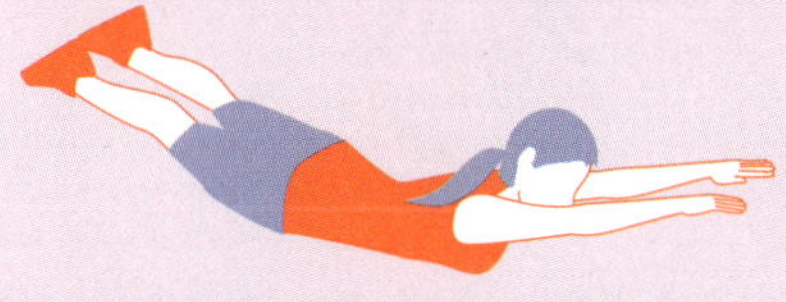

1. 배를 깔고 엎드린 뒤, 십자가 모양을 만들 듯 양팔을 몸과 수직이 되도록 양옆으로 벌립니다.

2. 다리와 팔을 바닥에서 떼어 들어줍니다. 턱은 몸 쪽으로 가볍게 당겨줍니다.

3. 이 상태에서 두 팔을 앞으로 뻗습니다. 그런 다음 다시 1의 자세로 돌아가 동작을 반복합니다.

리버스 크런치

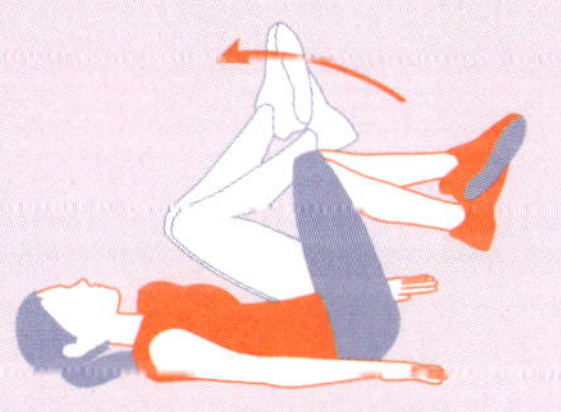

1. 등을 대고 바닥에 누운 다음, 두 발을 꼬은 상태에서 무릎을 직각으로 굽히며 다리를 들어줍니다. 이때 머리와 어깨는 바닥에서 살짝 들어줍니다.

2. 골반을 들어 올리면서 무릎을 가슴 위로 말아 올립니다. 동작과 동작 사이에 발이 바닥에 닿지 않게 하며, 이 동작을 반복합니다.

STRETCHING 

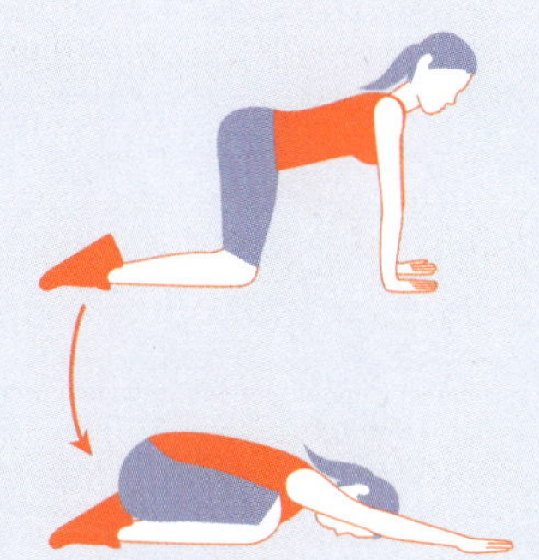

1 허리 스트레칭
무릎을 꿇은 자세에서 엉덩이를 뒤로 빼며 앉습니다. 엉덩이가 발뒤꿈치에 닿게 합니다. 이때 양팔은 앞쪽으로 쭉 뻗습니다.

2 허벅지 스트레칭
한쪽 옆으로 누운 자세에서 골반을 쭉 펴줍니다. 발목을 잡고 위로 당겨 허벅지 뒤를 자극합니다. 누운 자세를 바꿔 반대쪽 허벅지도 스트레칭합니다.

하루 7분 / DAY 09

자극 부위

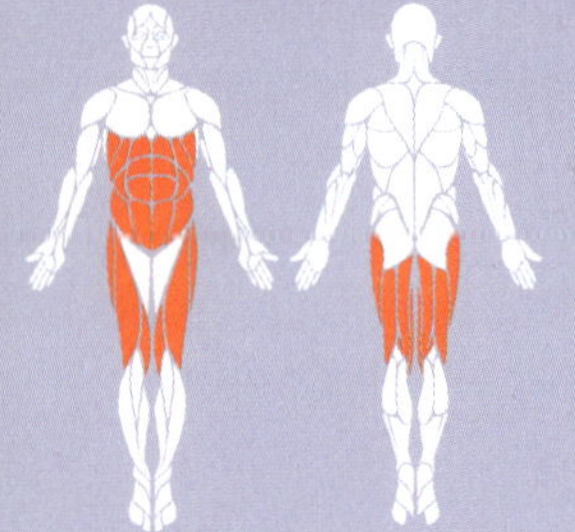

복근
대퇴사두근
햄스트링

WARMING UP 

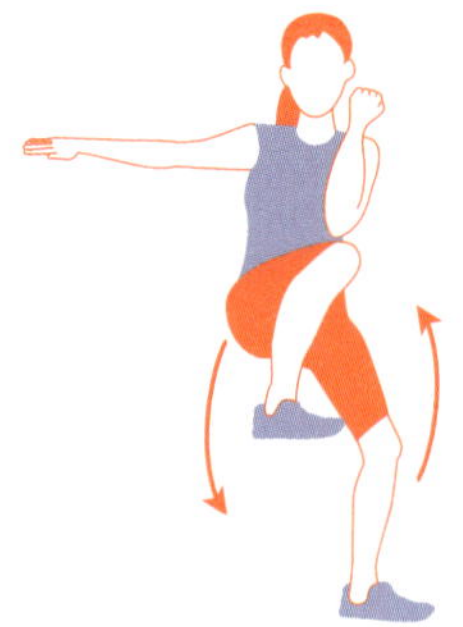

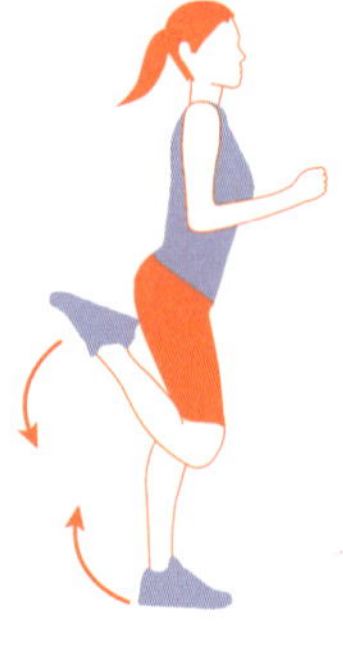

1 니 업
제자리걸음을 하며 무릎을
번갈아 들어 올려 반대쪽
팔꿈치와 맞닿게 합니다.

2 버트 킥
제자리에서 발꿈치가
궁둥이에 닿을 정도로 발을
뒤로 차며 빠르게 걷습니다.

WORKOUT 

와이드 스쿼트 · 40초

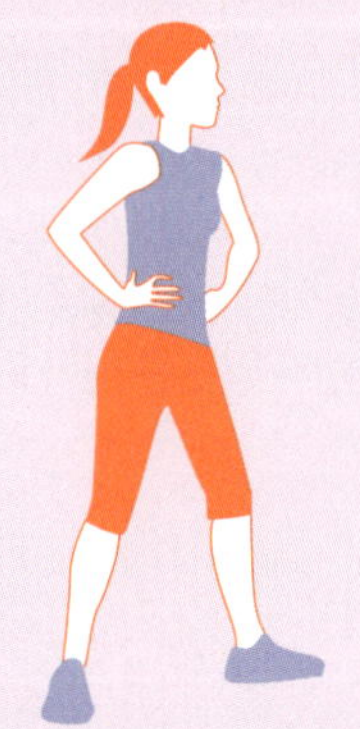

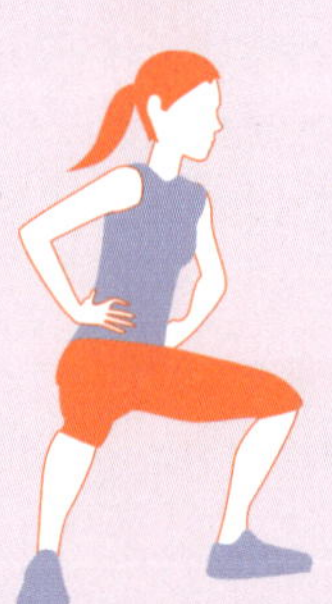

1. 선 자세에서 두 발을 넓게 벌립니다. 발끝은
   살짝 바깥쪽을 향하게 합니다.

2. 양손을 허리에 두고 무릎을 굽혔다 펴는 동작
   을 반복합니다. 앉을 때 무릎이 발끝보다 모이
   지 않도록 주의합니다.

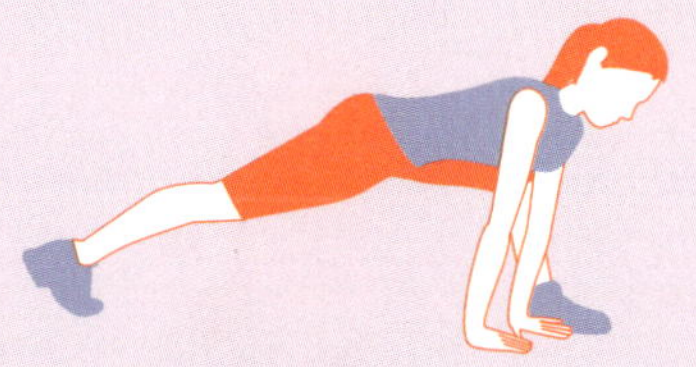

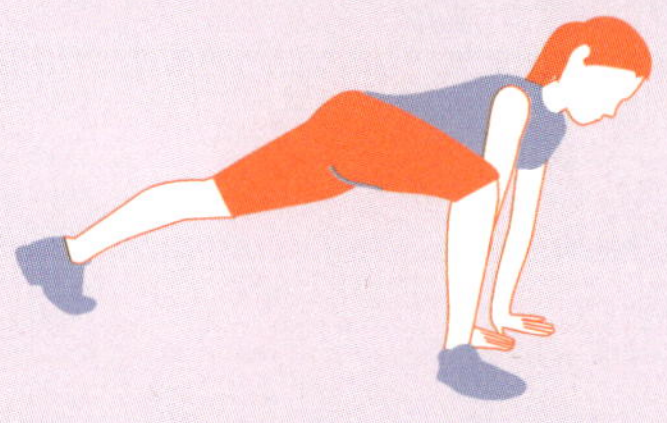

스파이더맨 플랭크   40초

1. 팔을 편 플랭크 자세에서 한쪽 발을 끌어 올려 짚은 손보다 바깥쪽에 둡니다. 끌어 올린 발은 살짝 바깥쪽으로 향하게 합니다.

2. 골반을 바닥 쪽으로 눌러 스트레칭합니다. 양쪽 다리를 번갈아 반복합니다.

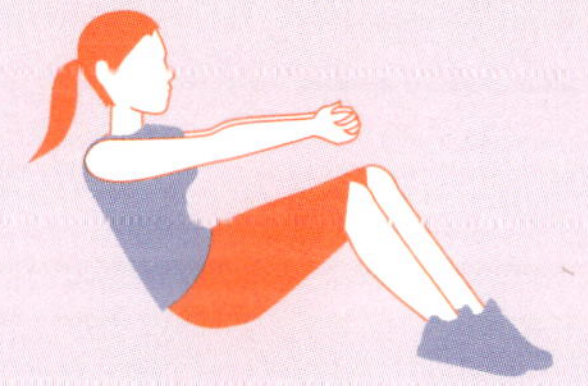

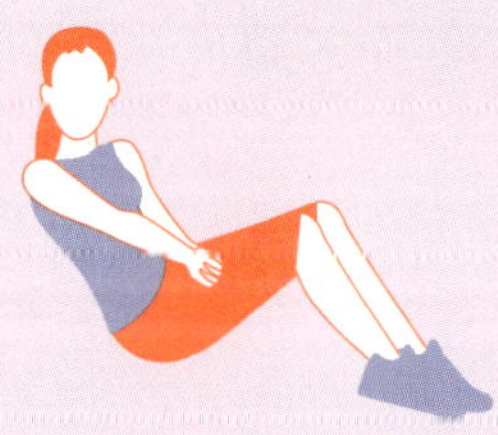

시팅 트위스트   40초

1. 바닥에 누운 자세에서 무릎을 굽혀 세웁니다. 발바닥은 바닥에 밀착시키고, 깍지 낀 손을 앞으로 쭉 뻗습니다. 이 상태로 상체를 일으킵니다.

2. 다리를 기준으로 상체를 좌우로 움직이며 비틉니다.

STRETCHING 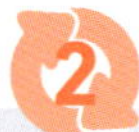

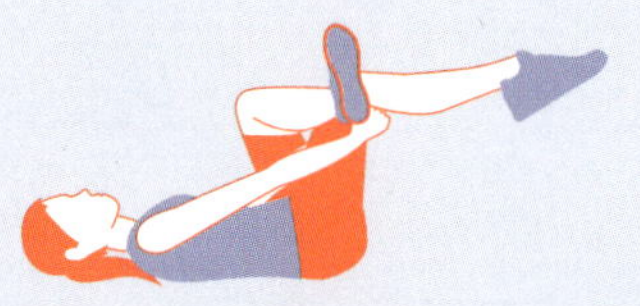

1 엉덩이 근육 스트레칭
등을 대고 누운 자세에서 오른쪽 무릎을 접어 당기고, 그 위에 왼발을 올립니다. 오른쪽 허벅지 뒤쪽을 잡고 몸 쪽으로 끌어당깁니다. 양쪽을 번갈아 스트레칭합니다.

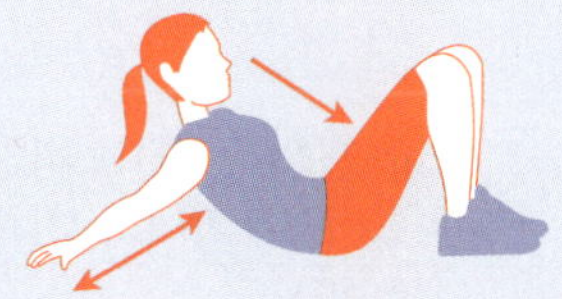

2 어깨 스트레칭
바닥에 앉은 자세에서 가슴을 활짝 폅니다. 양팔을 뒤로 멀리 뻗고, 턱은 아래쪽으로 살짝 당겨줍니다.

자극 부위

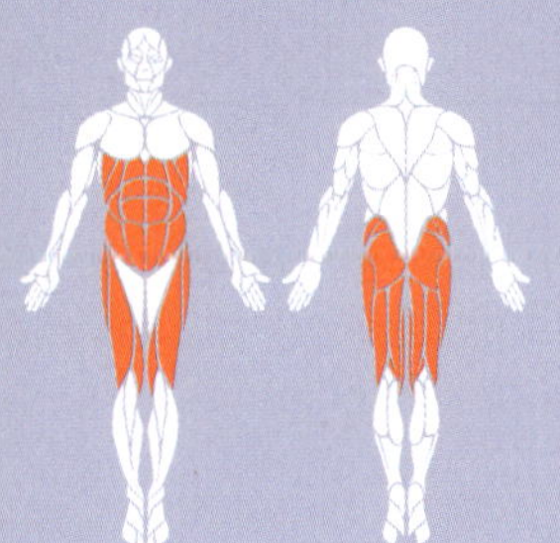

복근
대퇴사두근
둔근
햄스트링

WARMING UP

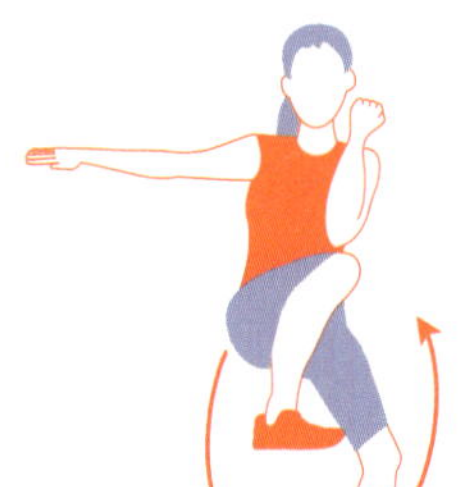

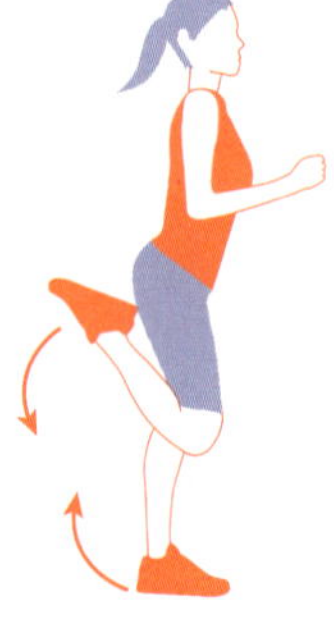

1 니 업
제자리걸음을 하며 무릎을
번갈아 들어 올려 반대쪽
팔꿈치와 맞닿게 합니다.

2 버트 킥
제자리에서 발꿈치가
궁둥이에 닿을 정도로 발을
뒤로 차며 빠르게 걷습니다.

WORKOUT

준비물: 의자 1개

점프 스쿼트 40초

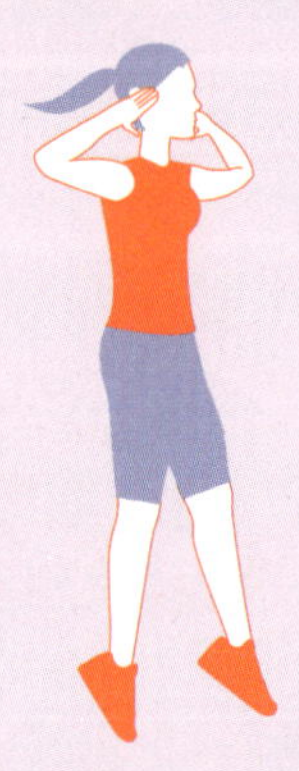

1. 다리를 벌리고 선 자세에서 양팔을 옆으로
뻗어 어깨높이로 올리고, 양손을 얼굴 옆
에 둡니다.

2. 무릎을 굽혀 스쿼트 자세를 취합니다.
이때 무릎이 안으로 모이지 않도록
합니다.

3. 굽혔던 다리를 쭉 펴면서 몸을 일
으켜 점프합니다. 이 동작을 반복
합니다.

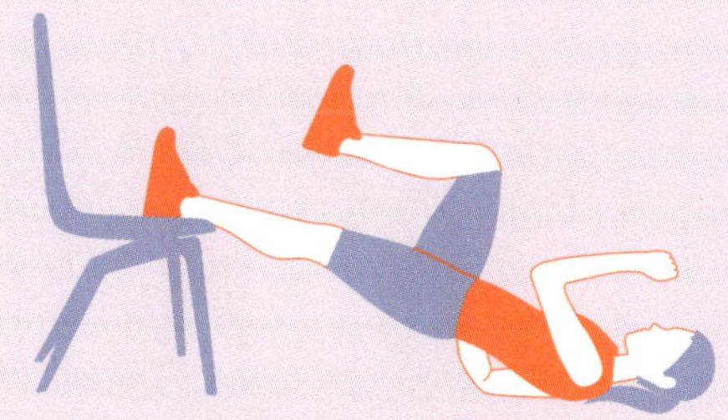

의자에 다리 걸치고 엉덩이 들기

좌우 각 20초

1. 바닥에 등을 대고 누운 자세에서 한쪽 다리를 편 상태로 의자 위에 발을 걸쳐둡니다. 반대쪽 다리는 무릎이 직각을 이루도록 들어줍니다.

2. 이 상태로 엉덩이와 등 아랫부분을 올렸다 내리길 반복합니다.

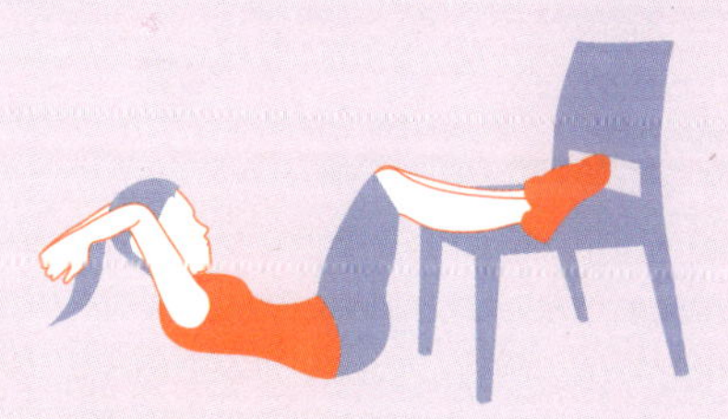

체어 크런치

40초

1. 바닥에 등을 대고 누운 자세에서 두 다리를 의자 위에 올립니다. 이때 무릎은 직각을 유지합니다.

2. 머리 뒤로 두 손을 맞잡은 채, 반복적으로 복근을 밀어서 싱체를 들어 올렸디 내리길 반복합니다. 이때 등 윗부분이 바닥에 닿지 않게 합니다.

STRETCHING 

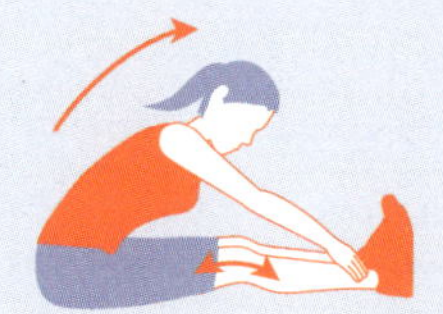

1 등과 허벅지 스트레칭
다리를 펴고 앉은 자세에서 윗몸을 숙여 손으로 발목을 잡습니다. 이때 무릎은 살짝 구부려줍니다. 그런 다음 등을 둥글게 굽혀서 앞으로 천천히 내립니다.

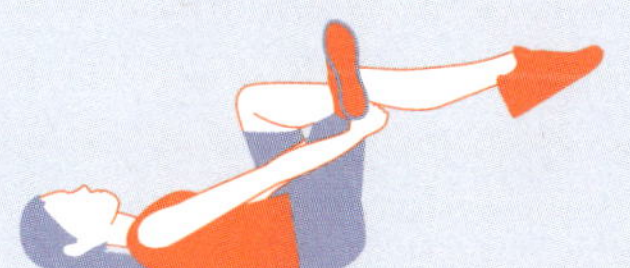

1 엉덩이 근육 스트레칭
등을 대고 누운 자세에서 오른쪽 무릎을 접어 당기고, 그 위에 왼발을 올립니다. 오른쪽 허벅지 뒤쪽을 잡고 몸 쪽으로 끌어당깁니다. 양쪽을 번갈아 스트레칭합니다.

자극 부위

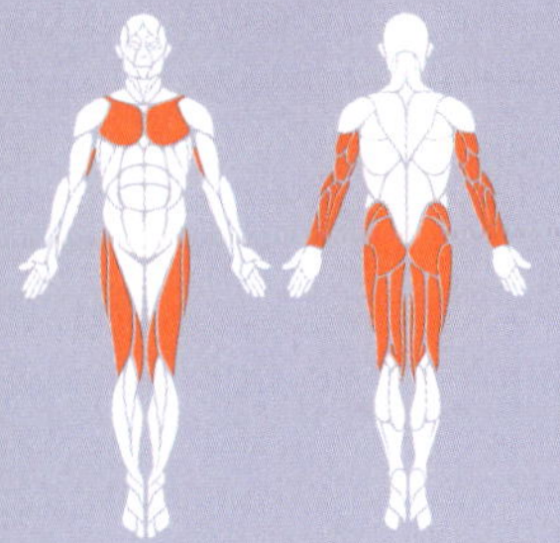

흥근
대퇴사두근
둔근
햄스트링
상완삼두근

WARMING UP 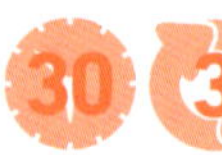 

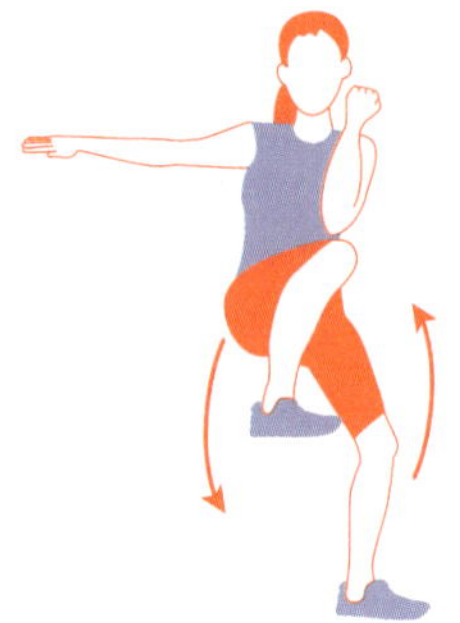

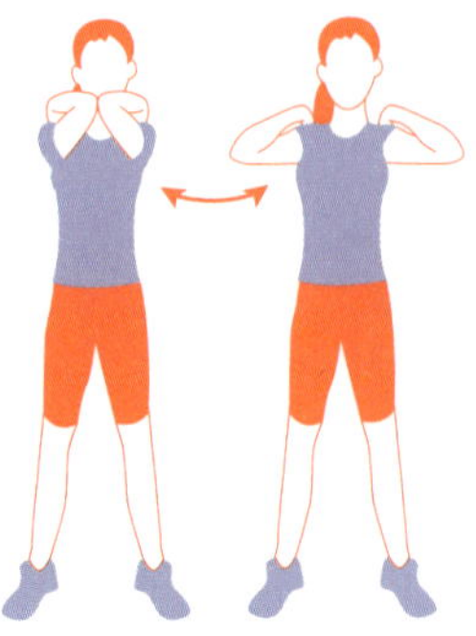

1 니 업
제자리걸음을 하며 무릎을
번갈아 들어 올려 반대쪽
팔꿈치와 맞닿게 합니다.

2 어깨 돌리기
어깨를 앞으로 둥글게 말아
돌렸다가 반대로 뒤로
둥글게 돌려줍니다.

WORKOUT 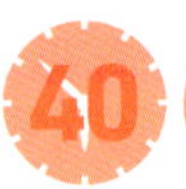 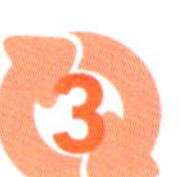

버트 킥 제자리 뛰기 40초

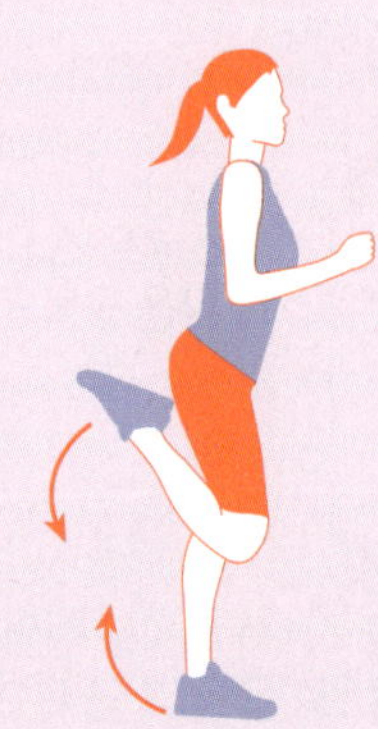

1. 허리를 곧게 펴고 섭니다.

2. 발꿈치가 궁둥이에 닿을 정도로 발을 뒤로
   차며 제자리 뛰기를 합니다.

40초

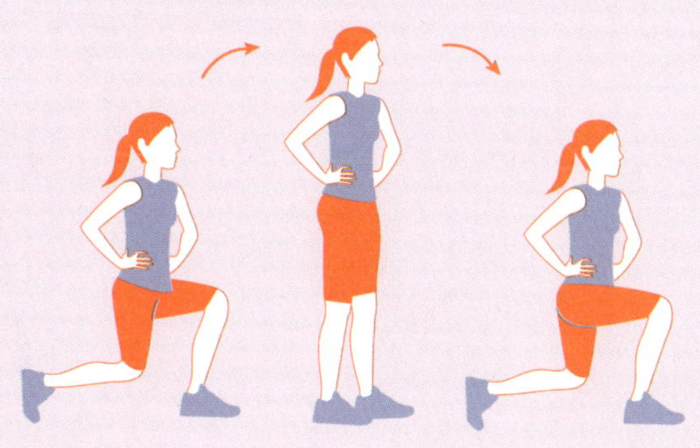

1. 양손을 허리에 두고 한쪽 다리를 앞으로 내디딥니다. 뒤쪽 다리의 무릎이 바닥에 닿기 전까지 무릎을 굽히며 몸의 중심을 아래로 내립니다.

2. 몸을 일으켜 다시 똑바로 선 뒤, 다리를 바꿔 같은 동작을 반복합니다. 이때 무릎이 발끝보다 앞으로 나가지 않게 합니다.

무릎 꿇고 푸시업 40초

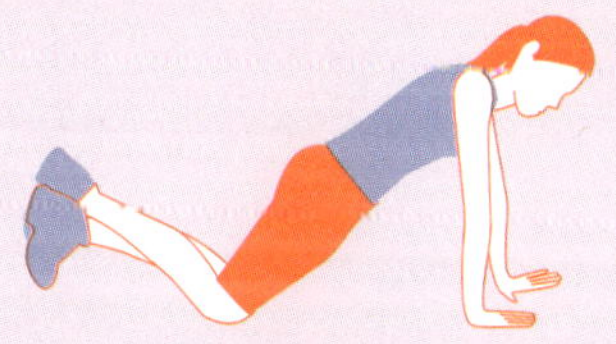

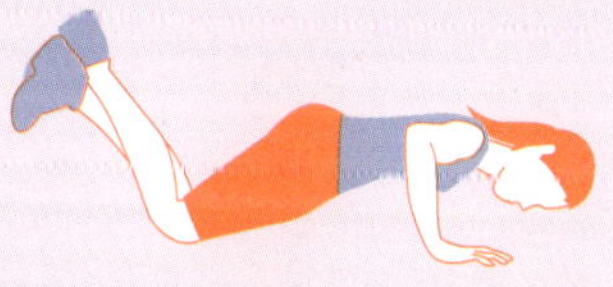

1. 무릎을 꿇고 양손으로 바닥을 짚습니다. 이때 손은 가슴 아래에 둡니다. 굽힌 무릎에 체중을 실으면서 팔을 굽힙니다.

2. 배와 가슴이 바닥에 닿을 때까지 상체를 아래로 내렸다가 양팔을 뻗으면서 몸을 다시 위로 올립니다. 이 동작을 반복합니다.

STRETCHING 30 2

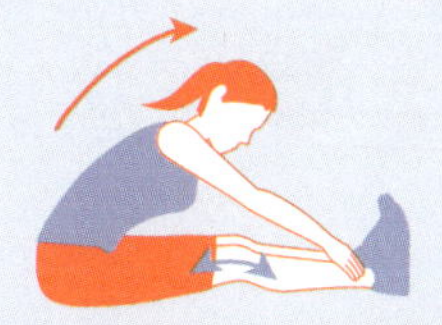

1 등과 허벅지 스트레칭

다리를 펴고 앉은 자세에서 윗몸을 숙여 손으로 발목을 잡습니다. 이때 무릎은 살짝 구부려줍니다. 그런 다음 등을 둥글게 굽혀서 앞으로 천천히 내립니다.

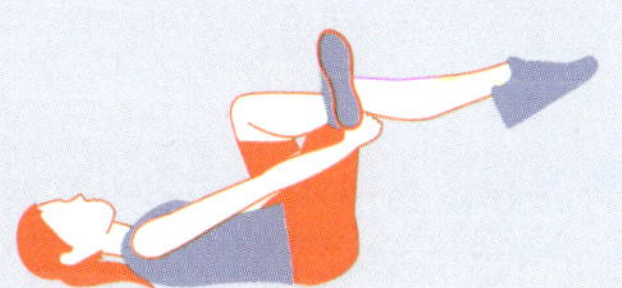

1 엉덩이 근육 스트레칭

등을 대고 누운 자세에서 오른쪽 무릎을 접어 당기고, 그 위에 왼발을 올립니다. 오른쪽 허벅지 뒤쪽을 잡고 몸 쪽으로 끌어당깁니다. 양쪽을 번갈아 스트레칭합니다.

자극 부위

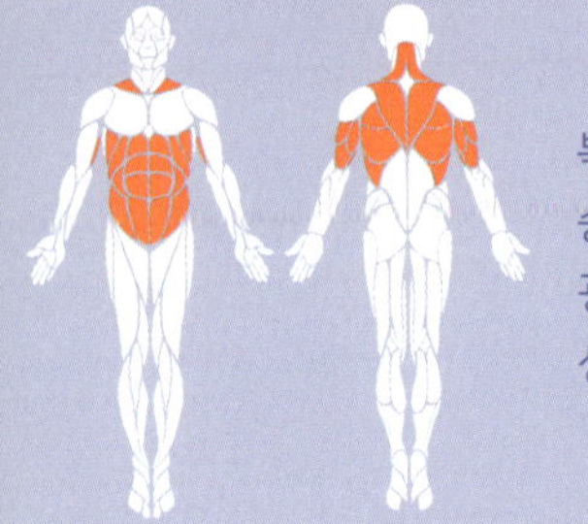

복근
승모근
광배근
상완삼두근

WARMING UP

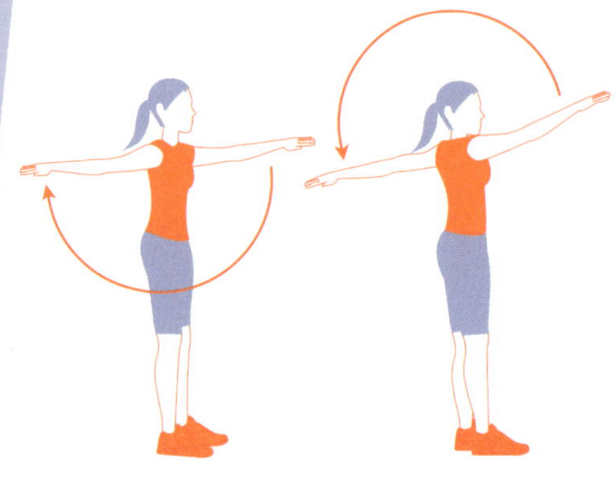
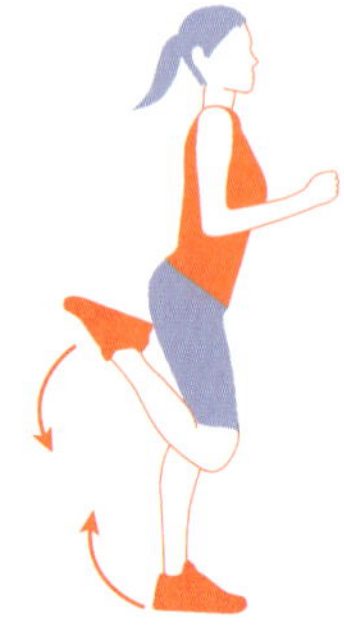

1 팔 흔들기
양팔을 앞뒤로 쭉 펴서 크게
흔들어줍니다.

2 버트 킥
제자리에서 발꿈치가
궁둥이에 닿을 정도로 발을
뒤로 차며 빠르게 걷습니다.

WORKOUT

준비물: 쿠션 또는 발판 1개

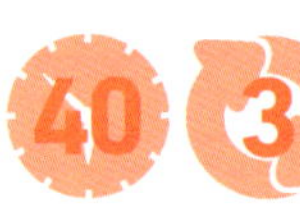

플랭크 점핑 잭 40초

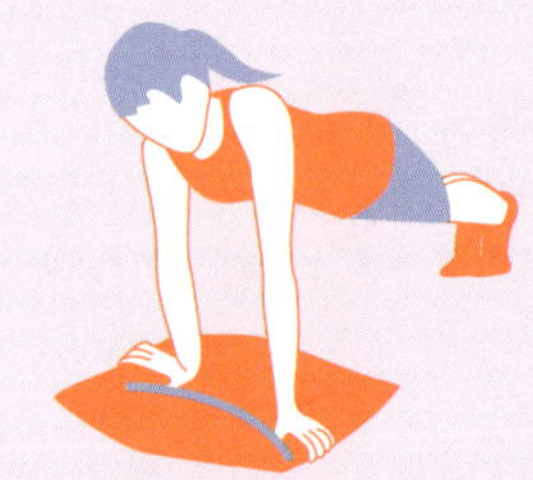
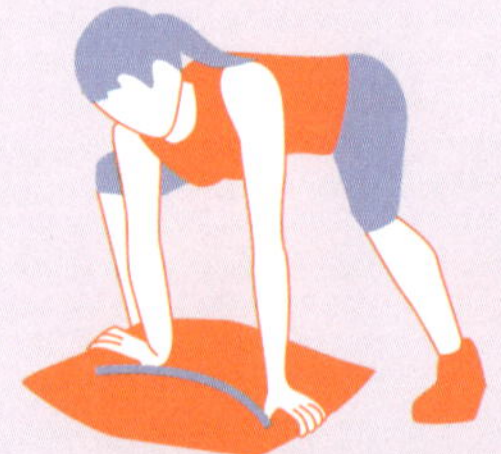

1. 쿠션 위에서 팔을 펴고 플랭크 자세를 취합니다.

2. 점프하면서 양쪽 무릎을 굽혀 가슴 가까이로 끌어
옵니다. 다시 점프하면서 두 다리를 뒤로 뻗어 원
래 자세로 돌아옵니다. 이 동작을 반복합니다.

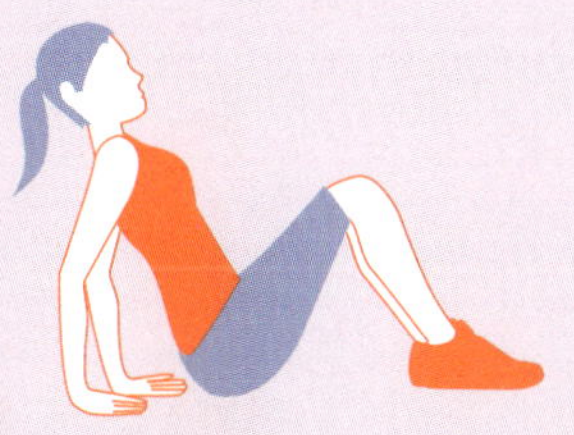 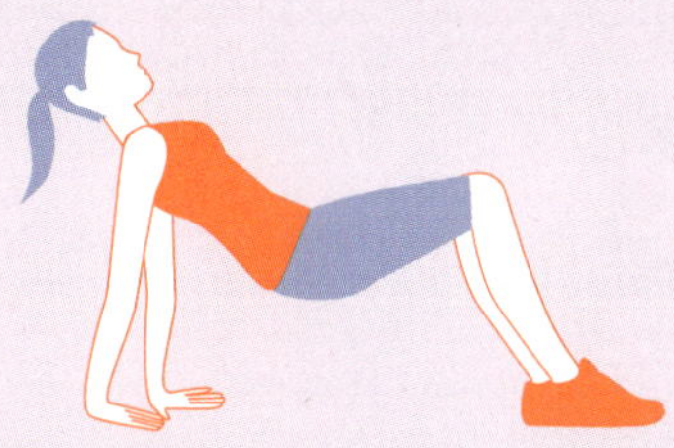

바닥에 앉아서 하는 삼두근 딥스 `40초`

1. 바닥에 앉아서 무릎을 굽혀 세워줍니다. 뒤로 짚은 팔을 굽히면서 손바닥을 바닥에 밀착시킵니다.

2. 굽혔던 팔을 펴주면서 엉덩이를 바닥에서 들어 올립니다. 엉덩이를 올렸다 내리길 반복합니다. 이때 골반이 바닥에 닿지 않도록 합니다.

버터플라이 싯업 `40초`

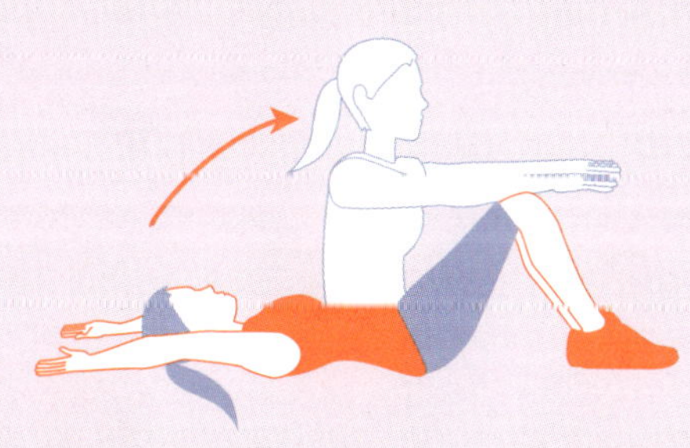

1. 바닥에 앉은 상태에서 양발은 모으고 양 무릎은 벌려줍니다.

2. 상체를 뒤로 내렸다가 다시 올리기를 반복합니다. 올라올 때 양팔은 앞으로 쭉 뻗습니다.

STRETCHING 30 2

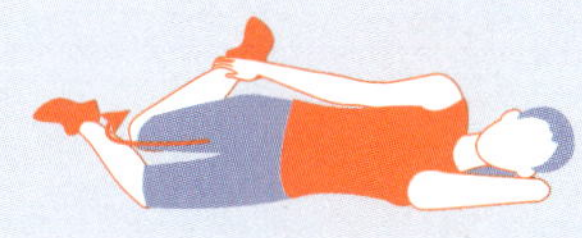

2 허벅지 스트레칭
한쪽 옆으로 누운 자세에서 골반을 쭉 펴줍니다. 발목을 잡고 위로 당겨 허벅지 뒤를 자극합니다. 누운 자세를 바꿔 반대쪽 허벅지도 스트레칭합니다.

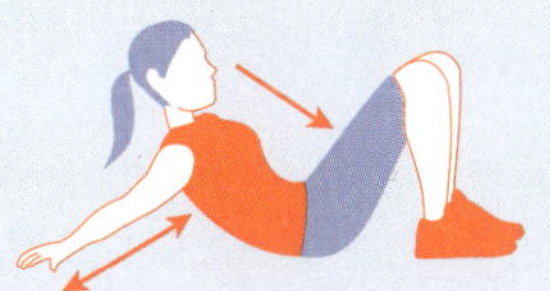

2 어깨 스트레칭
바닥에 앉은 자세에서 가슴을 활짝 폅니다. 양팔을 뒤로 멀리 뻗고, 턱은 아래쪽으로 살짝 당겨줍니다.

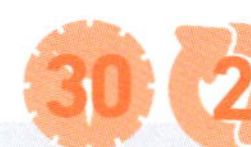

WARMING UP 

자극 부위

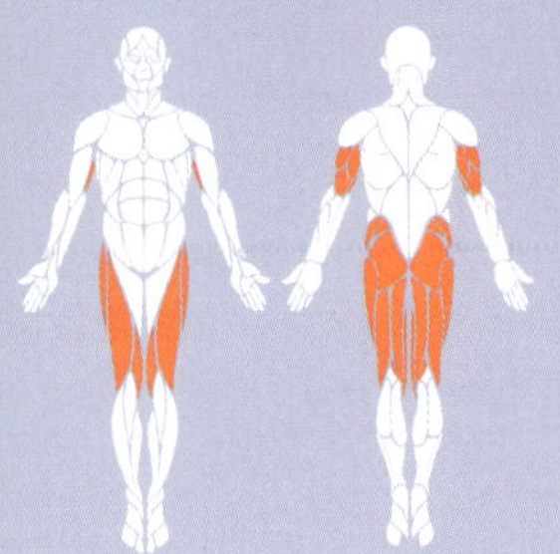

대퇴사두근
둔근
햄스트링
상완삼두근

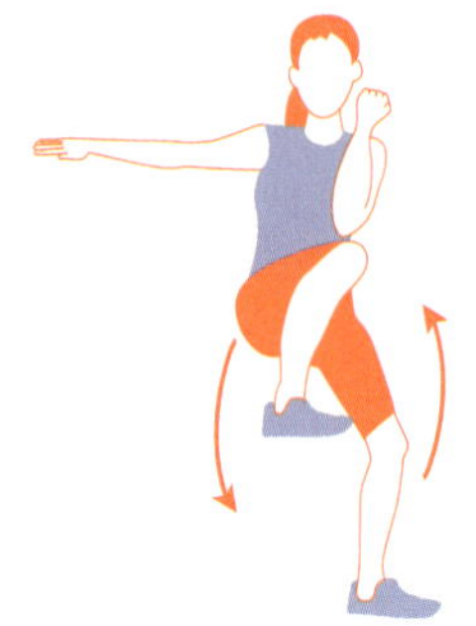

1 니 업
제자리걸음을 하며 무릎을
번갈아 들어 올려 반대쪽
팔꿈치와 맞닿게 합니다.

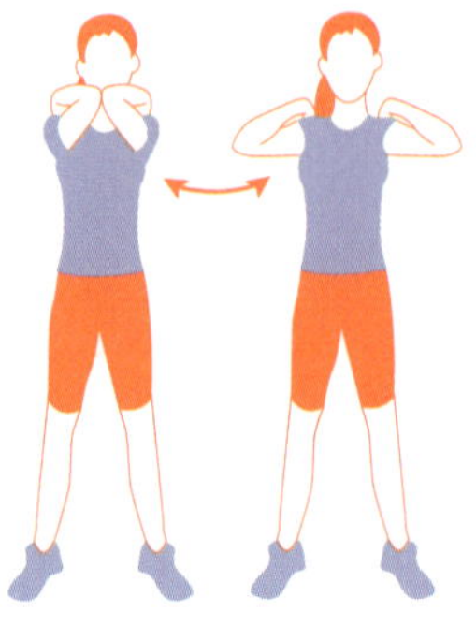

2 어깨 돌리기
어깨를 앞으로 둥글게 말아
돌렸다가 뒤로 둥글게
돌립니다.

WORKOUT

준비물: 의자 1개 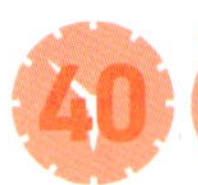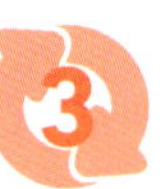

좌우로 점프하기　40초

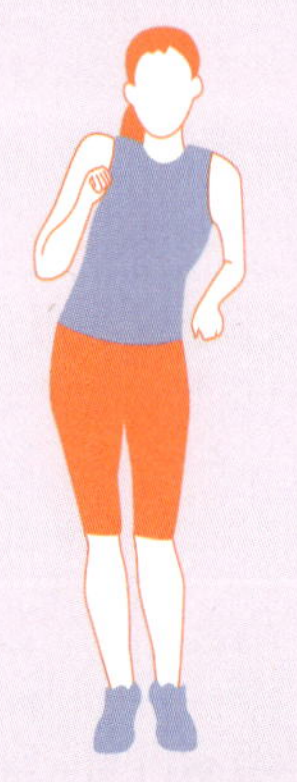
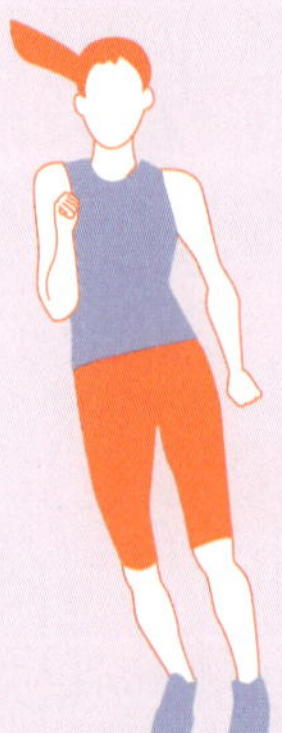

1. 좌우로 번갈아 점프합니다.

2. 익숙해지면 더 멀리 점프합니다.

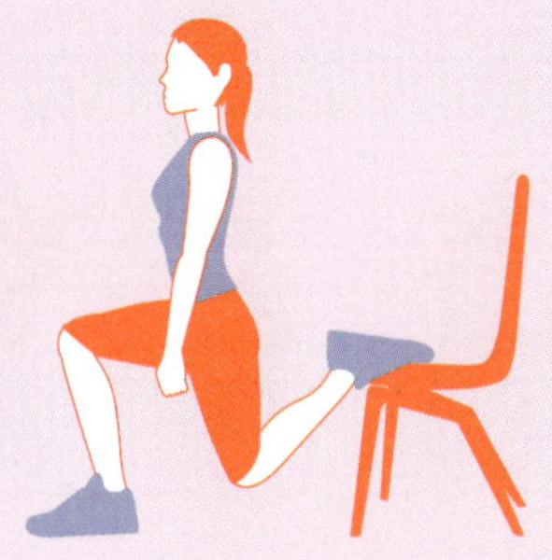

불가리안 런지   좌우 각 20초씩

1. 한쪽 발을 의자 위에 걸쳐둔 런지 자세를 취합니다.

2. 체중을 앞발 뒤꿈치에 싣고 몸을 올렸다 내리길 반복합니다. 앞무릎이 발끝보다 앞으로 나가지 않도록 주의합니다. 이 동작을 반복합니다.

벤치 딥스   40초

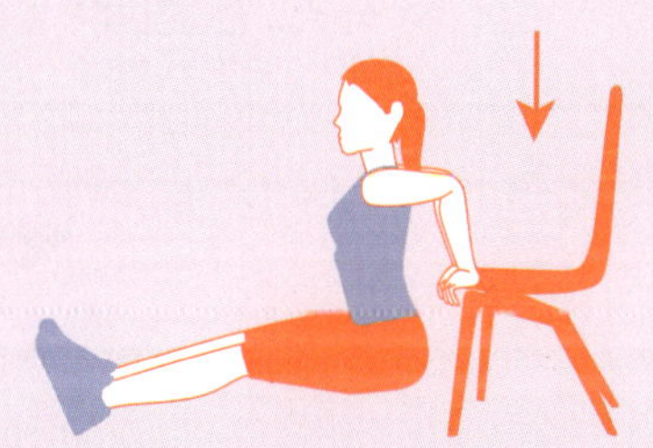

1. 등을 의자에 붙이고 다리는 길게 뻗은 채 바닥에 앉습니다. 양팔을 뒤로 해서 의자를 잡고 지탱합니다. 이때 팔꿈치를 굽힙니다.

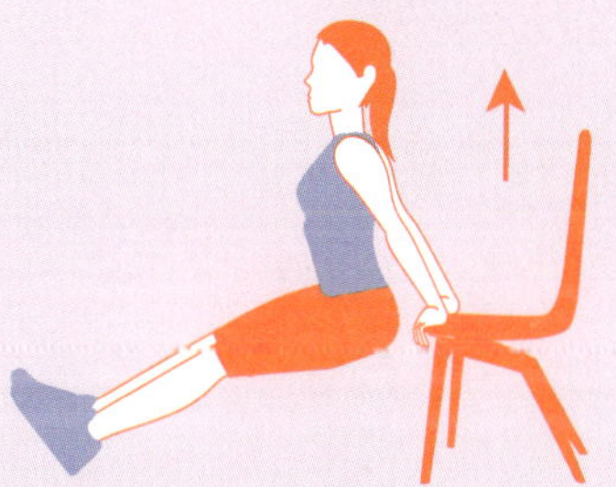

2. 양팔을 접었다 펴길 반복하면서 엉덩이를 위로 들어줍니다.

STRETCHING 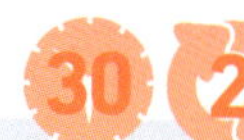 30 2

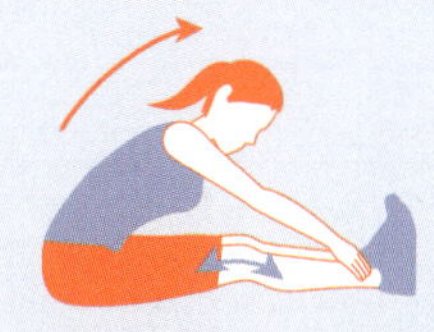

1 등과 허벅지 스트레칭
다리를 펴고 앉은 자세에서 윗몸을 숙여 손으로 발목을 잡습니다. 이때 무릎은 살짝 구부려줍니다. 그런 다음 등을 둥글게 굽혀서 앞으로 천천히 내립니다.

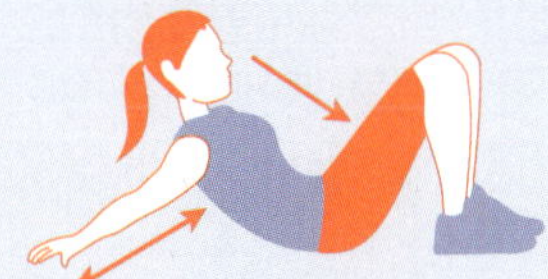

2 어깨 스트레칭
바닥에 앉은 자세에서 가슴을 활짝 폅니다. 양팔을 뒤로 멀리 뻗고, 턱은 아래쪽으로 살짝 당겨줍니다.

자극 부위

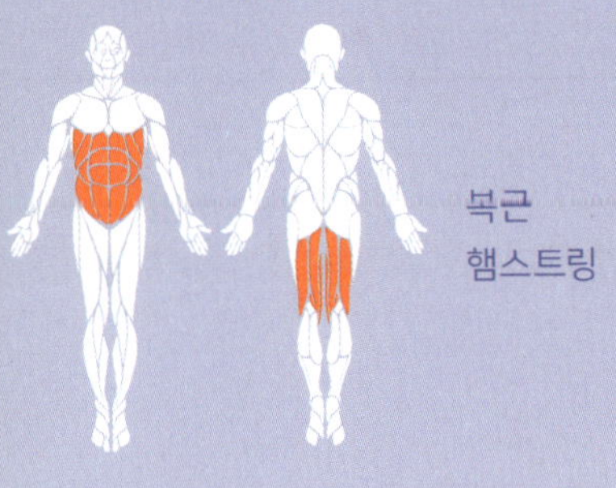

복근
햄스트링

WARMING UP

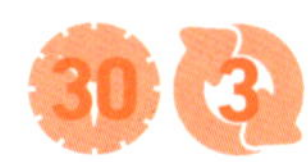

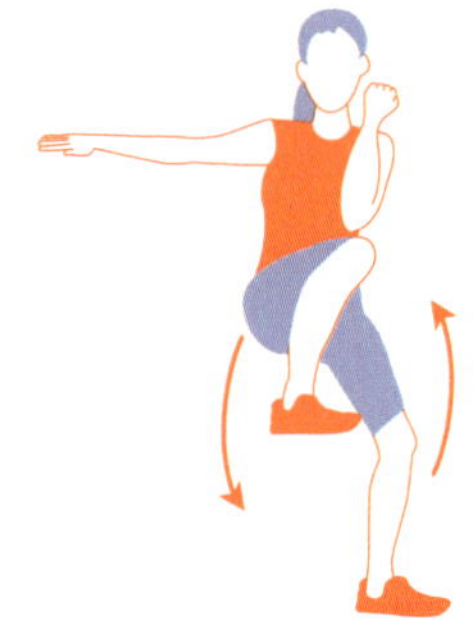

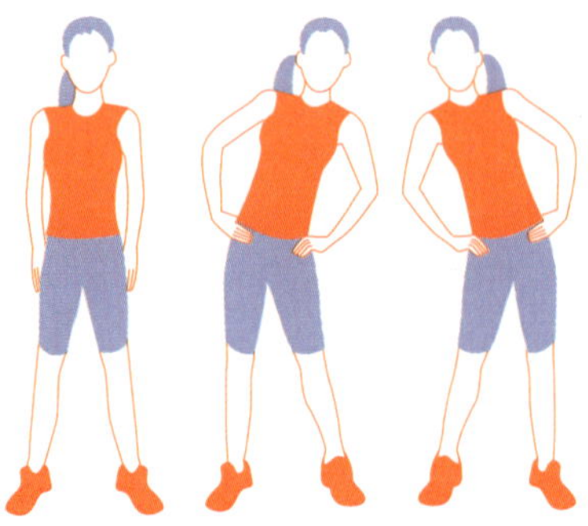

1 니 업
제자리걸음을 하며 무릎을 번갈아 들어 올려 반대쪽 팔꿈치와 맞닿게 합니다.

2 골반 이완 운동
선 자세에서 두 다리를 골반 너비로 벌립니다. 골반을 좌우로 번갈아가며 돌립니다.

WORKOUT

벽 스쿼트 · 40초

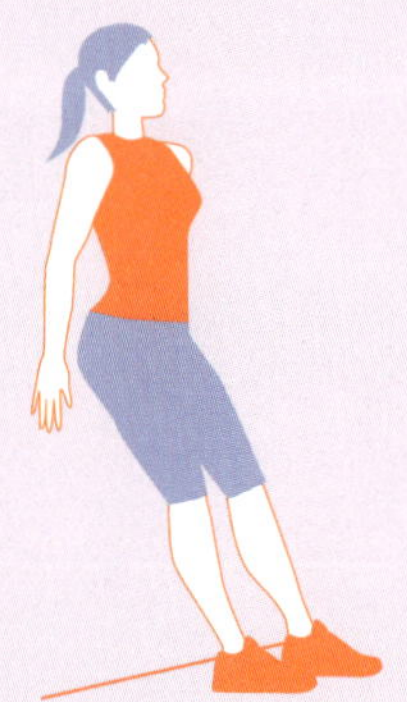

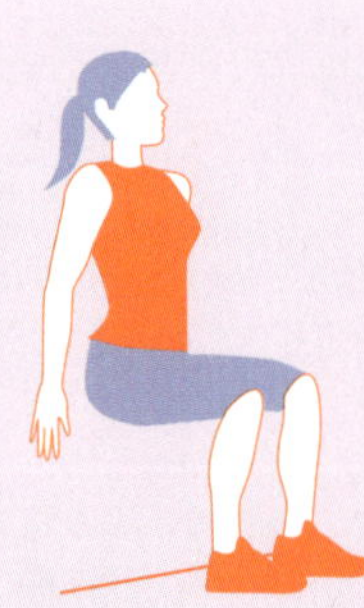

1. 벽에 등을 대고 섭니다.

2. 무릎을 굽히면서 천천히 아래로 내려갑니다.

3. 허벅지가 바닥과 수평을 이루면 그 상태로 자세를 고정합니다.

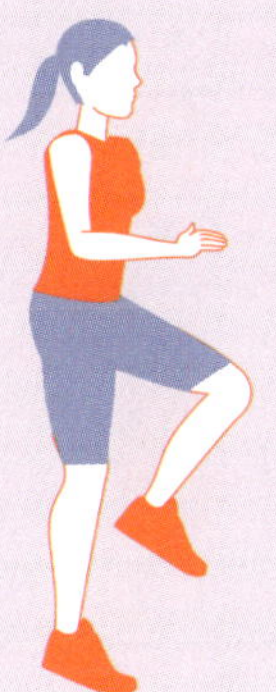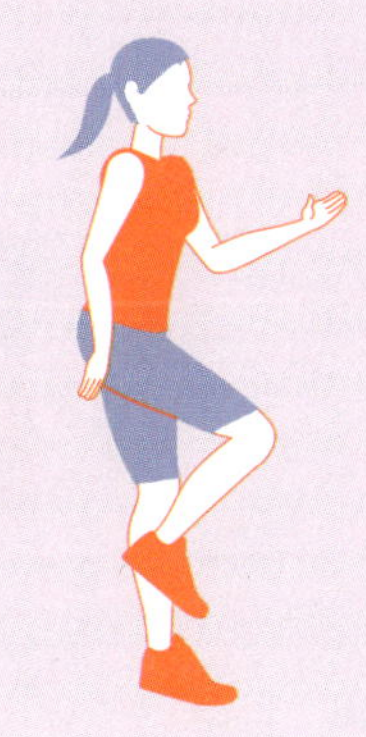

1. 무릎을 높이 들어 올리면서 제자리에서 뜁니다.
   양팔은 자연스럽게 흔들어줍니다.

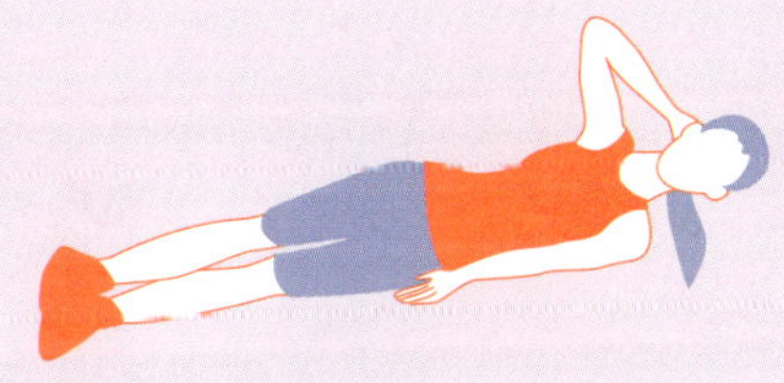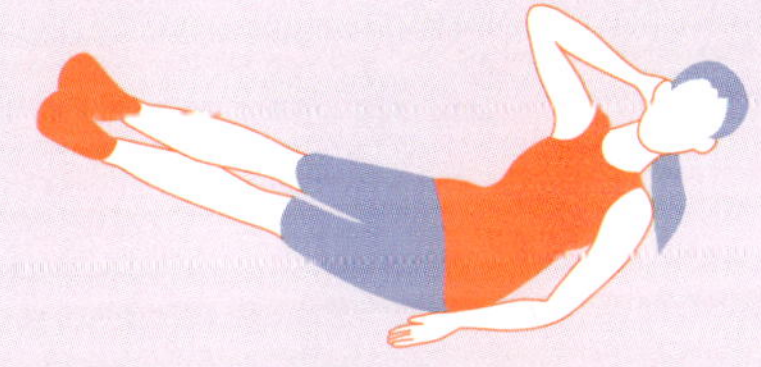

1. 한쪽 옆으로 눕습니다. 이때 허벅지는 서로 붙이고 바닥에 닿지 않은 손은 머리 뒤에 둡니다.

2. 다리와 상체를 동시에 위로 들어줍니다.

STRETCHING 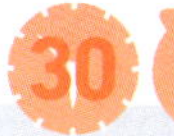

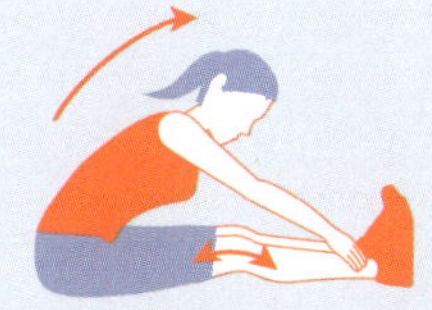

1 등과 허벅지 스트레칭

다리를 펴고 앉은 자세에서 윗몸을 숙여 손으로 발목을 잡습니다. 이때 무릎은 살짝 구부려줍니다. 그런 다음 등을 둥글게 굽혀서 앞으로 천천히 내립니다.

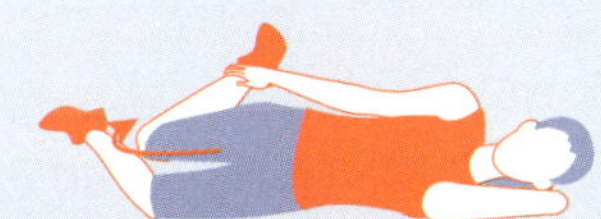

2 허벅지 스트레칭

한쪽 옆으로 누운 자세에서 골반을 쭉 펴줍니다. 발목을 잡고 위로 당겨 허벅지 뒤를 자극합니다. 누운 자세를 바꿔 반대쪽 허벅지도 스트레칭합니다.

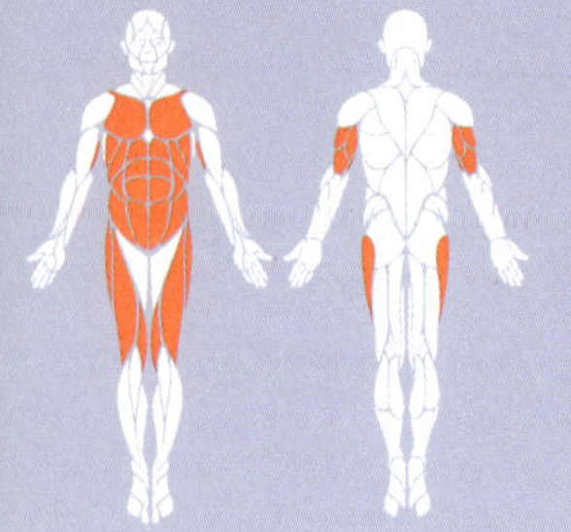

자극 부위

복근
흉근
대퇴사두근
상완삼두근

WARMING UP 

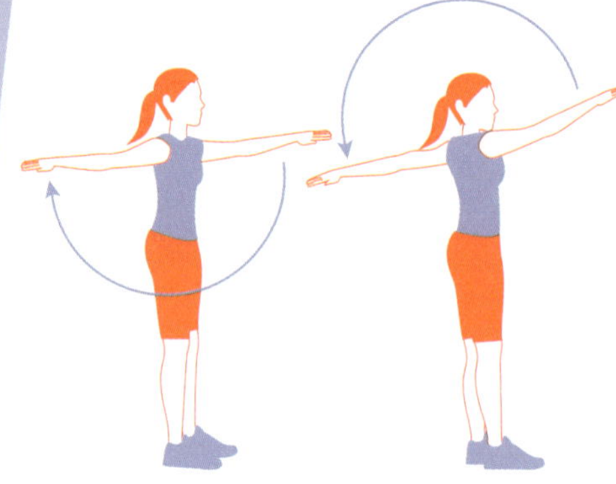

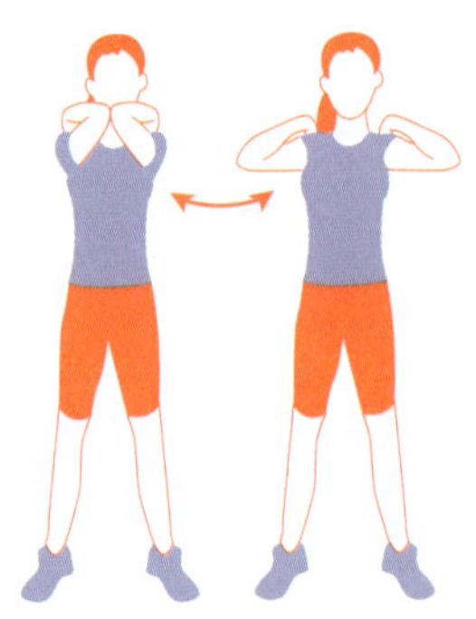

1 팔 흔들기
양팔을 앞뒤로 쭉 펴서 크게 흔들어줍니다.

2 어깨 돌리기
어깨를 앞으로 둥글게 말아 돌렸다가 뒤로 둥글게 돌립니다.

WORKOUT  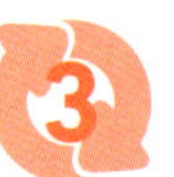

점핑 잭 40초

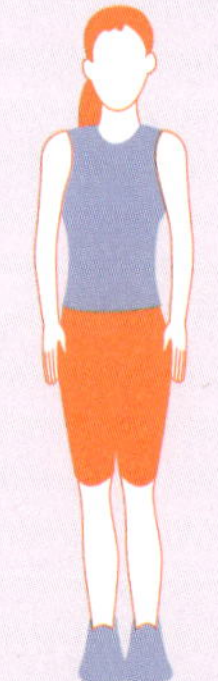

1. 선 자세에서 두 다리를 모아줍니다.

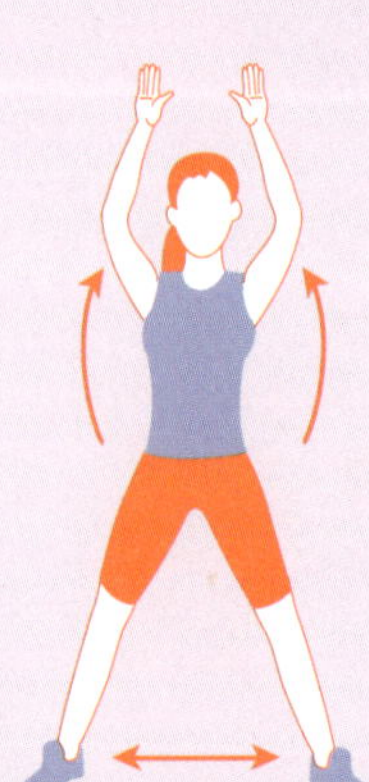

2. 팔다리를 양옆으로 크게 뻗으면서 점프했다가 다시 모으면서 착지합니다. 이 동작을 반복합니다.

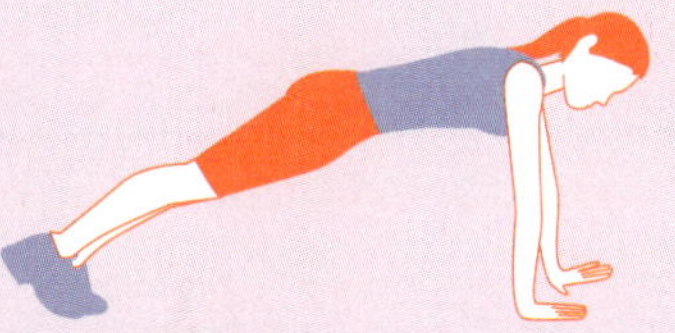

40초

1. 팔을 편 플랭크 자세에서 양팔을 굽혀 내려
   갑니다.

2. 한쪽 무릎을 들어 팔꿈치 쪽으로 가져갑니다.
   무릎을 내린 뒤, 팔을 펴서 다시 몸을 올립니다.
   양쪽 무릎을 번갈아가며 자세를 취합니다.

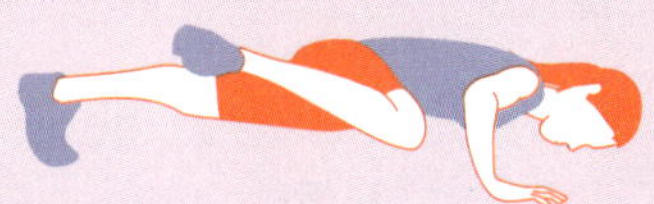

40초

1. 바닥에 등을 대고 누운 자세에서 두 팔을 머리 위
   로 뻗습니다. 이 상태에서 다리와 상체를 동시에
   들어 올립니다.

2. 다리와 상체를 동시에 들어 올릴 때, 손가락이
   발에 닿게 합니다. 이 동작을 반복합니다.

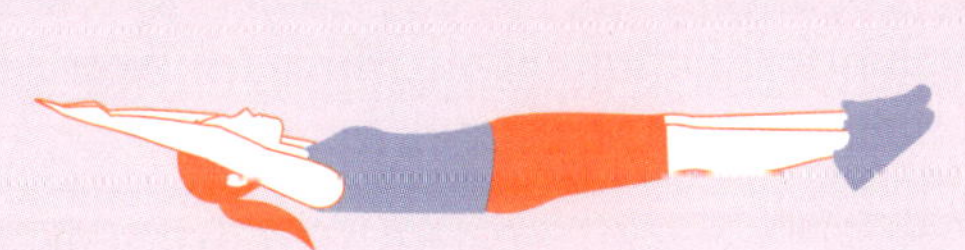

STRETCHING  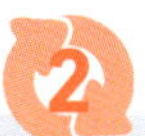

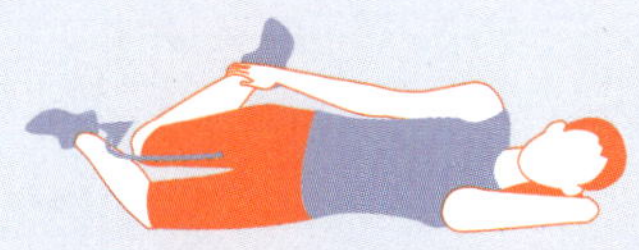

2 허벅지 스트레칭
한쪽 옆으로 누운 자세에서 골반을 쭉 펴줍니다. 발목을 잡고 위로
당겨 허벅지 뒤를 자극합니다. 누운 자세를 바꿔 반대쪽 허벅지도
스트레칭합니다.

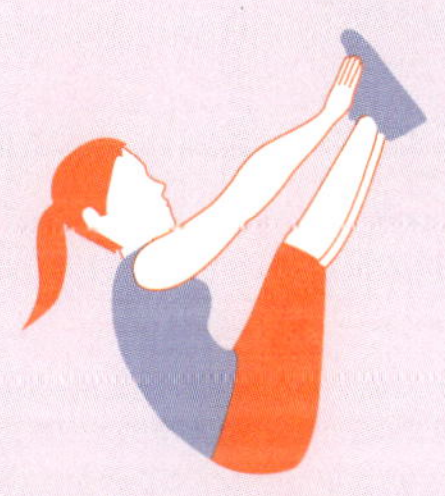

2 어깨 스트레칭
바닥에 앉은 자세에서 가슴을 활짝 폅니다. 양팔을 뒤로 멀리 뻗고,
턱은 아래쪽으로 살짝 당겨줍니다.

자극 부위

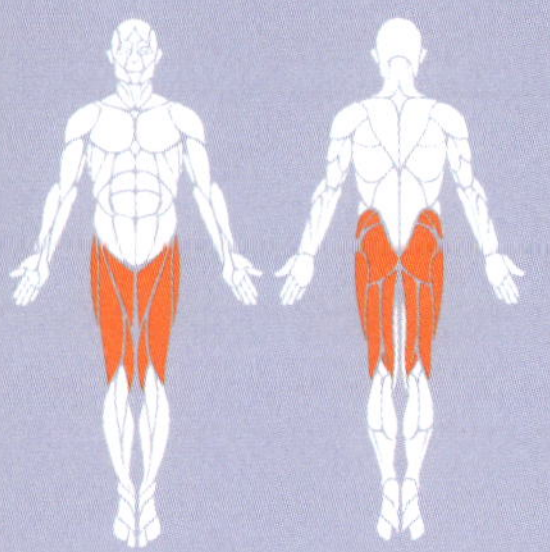

내전근
대퇴사두근
둔근
햄스트링

WARMING UP

 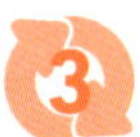

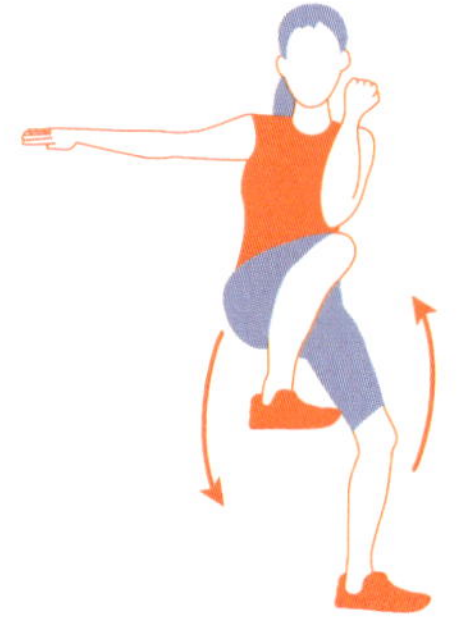

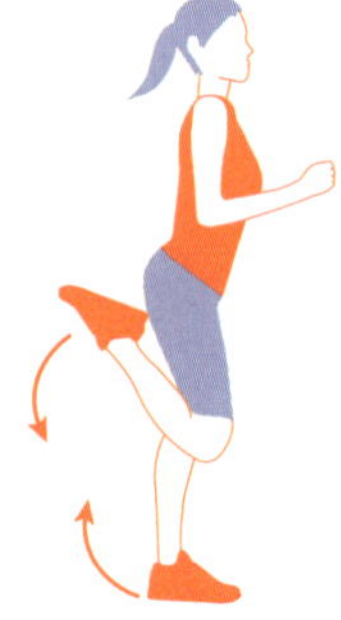

1 니 업
제자리걸음을 하며 무릎을 번갈아 들어 올려 반대쪽 팔꿈치와 맞닿게 합니다.

2 버트 킥
제자리에서 발꿈치가 궁둥이에 닿을 정도로 발을 뒤로 차며 빠르게 걷습니다.

WORKOUT

준비물: 의자 1개, 쿠션 1개

 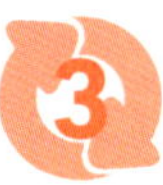

런지 점프　40초

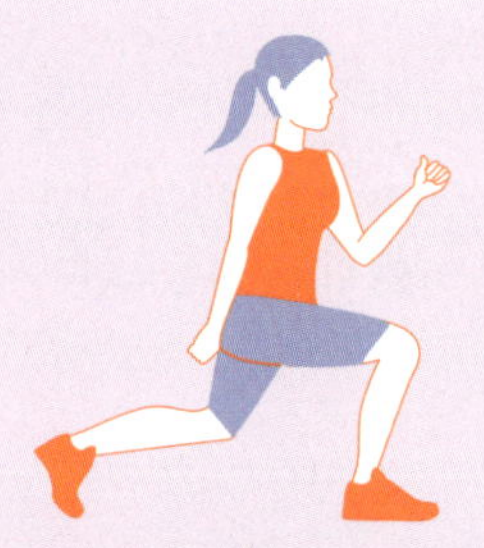

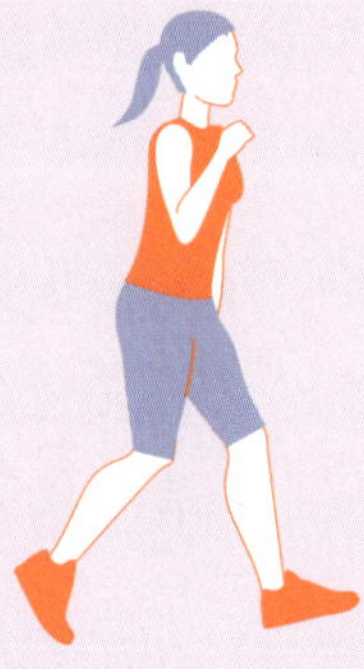

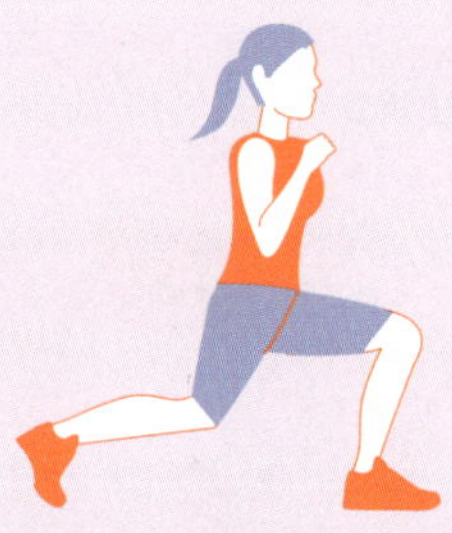

1. 한쪽 발을 앞으로 디뎌 프런트 런지 자세를 취합니다.

2. 높이 뛰면서 가위차기를 하듯 다리를 모아 교차시킵니다.

3. 두 다리의 위치를 번갈아가며 런지 자세를 취합니다. 무릎이 발끝보다 나오지 않도록 주의합니다.

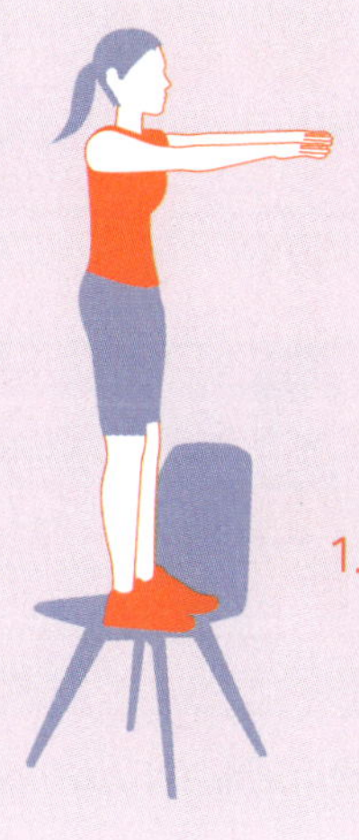

바닥에 내려오기

1. 의자 위에 서 있는 상태에서 양팔을 앞으로 쭉 폅니다. 한쪽 발은 의자에 붙인 채 다른 쪽 다리를 바닥으로 내립니다.

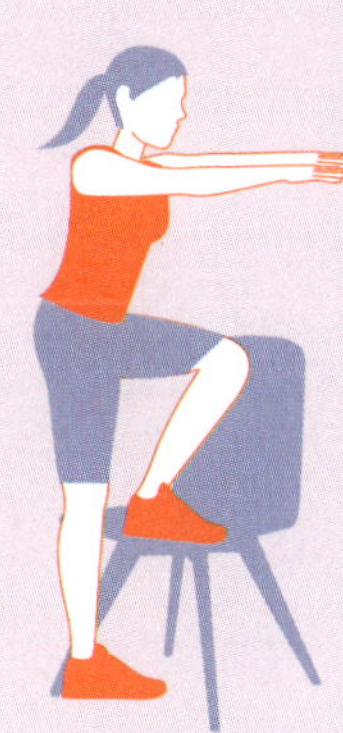

2. 발로 바닥을 완전히 디딘 다음 다시 의자 위로 올라가 1의 자세로 돌아옵니다. 이를 반복합니다.

허벅지 모아 엉덩이 들기

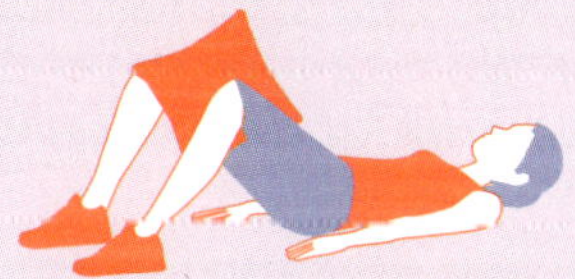

1. 바닥에 등을 대고 누운 자세에서 무릎을 살짝 굽혀서 세우고 허벅지 사이에 쿠션을 넣어줍니다.

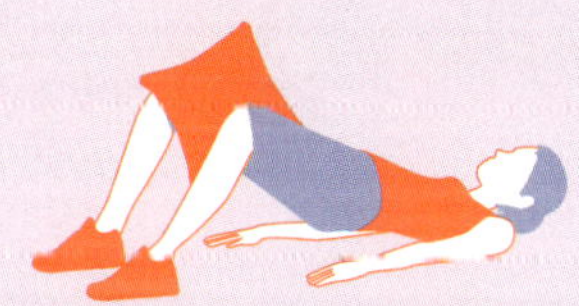

2. 쿠션이 빠지지 않게 양쪽 허벅지와 무릎을 조입니다. 이 상태에서 엉덩이를 올렸다 내리길 반복합니다.

STRETCHING 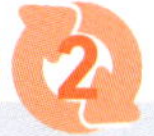

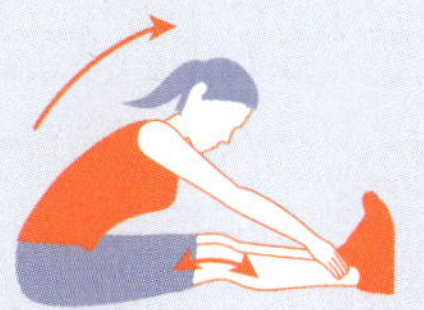

1 등과 허벅지 스트레칭

다리를 펴고 앉은 자세에서 윗몸을 숙여 손으로 발목을 잡습니다. 이때 무릎은 살짝 구부려줍니다. 그런 다음 등을 둥글게 굽혀서 앞으로 천천히 내립니다.

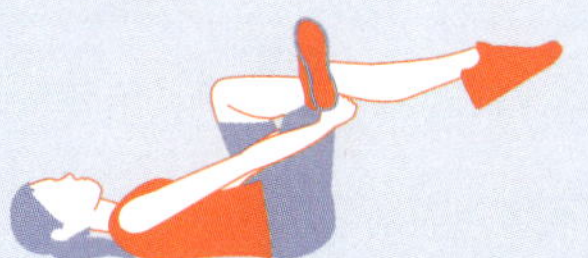

1 엉덩이 근육 스트레칭

등을 대고 누운 자세에서 오른쪽 무릎을 접어 당기고, 그 위에 왼발을 올립니다. 오른쪽 허벅지 뒤쪽을 잡고 몸 쪽으로 끌어당깁니다. 양쪽을 번갈아 스트레칭합니다.

자극 부위

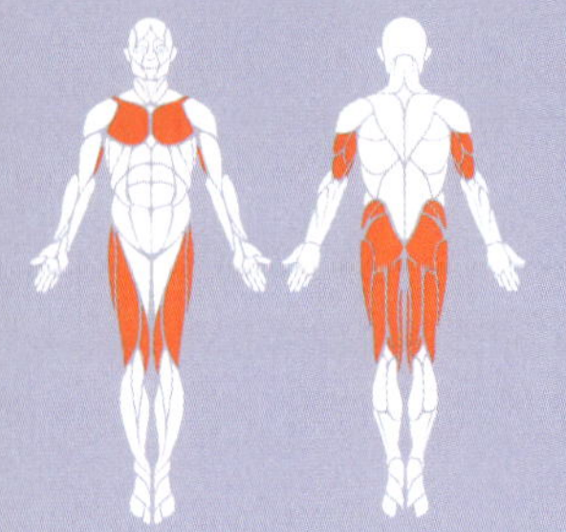

흉근
대퇴사두근
둔근
햄스트링
상완삼두근

WARMING UP 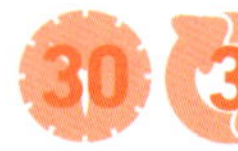

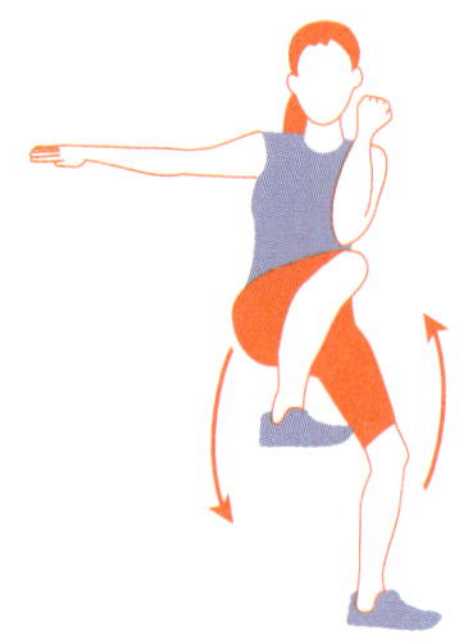

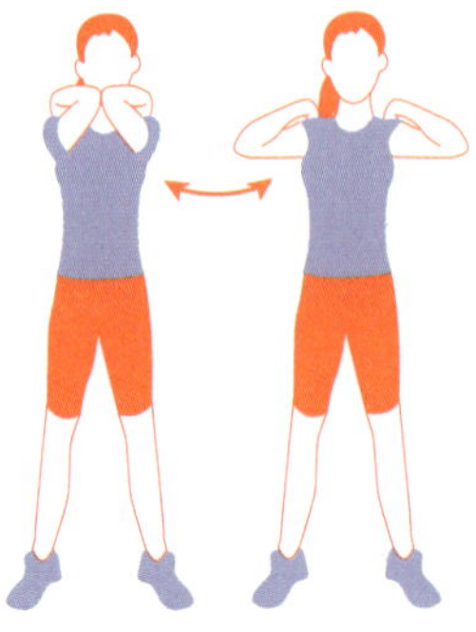

1 니 업
제자리걸음을 하며 무릎을
번갈아 들어 올려 반대쪽
팔꿈치와 맞닿게 합니다.

2 어깨 놀리기
어깨를 앞으로 둥글게 말아
돌렸다가 뒤로 둥글게
돌립니다.

WORKOUT  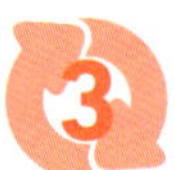

버피 40초

1. 손바닥을 바닥에 붙인 채 쭈
   그려 앉는 자세를 취합니다.

2. 살짝 점프하면서 다리를 뒤
   쪽으로 쭉 뻗습니다.

3. 다리를 다시 앞으로 모은 후, 일
   어서면서 점프합니다. 이때 두
   팔은 만세를 하듯 공중으로 뻗
   습니다. 이 동작을 반복합니다.

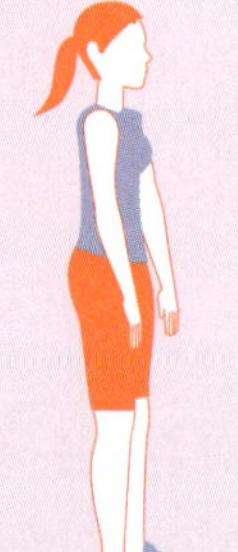

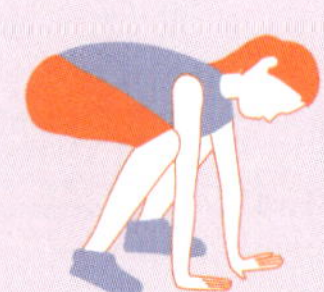

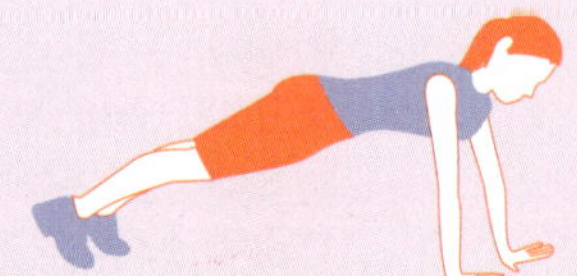

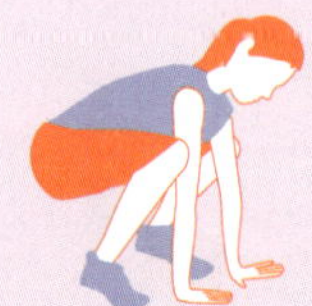

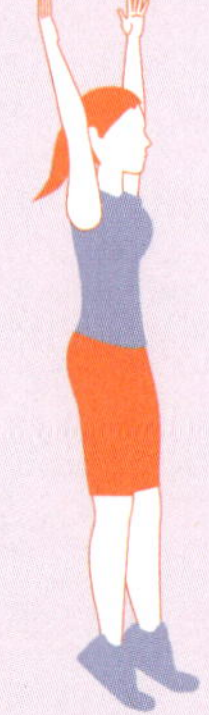

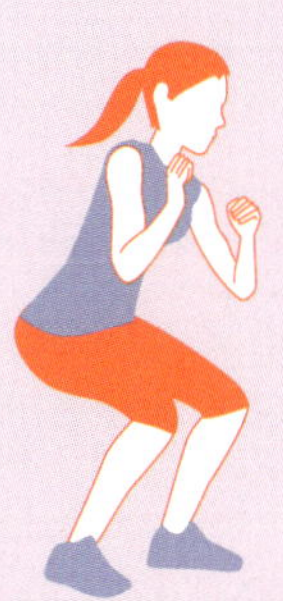

사이드 킥 스쿼트 좌우 각 20초

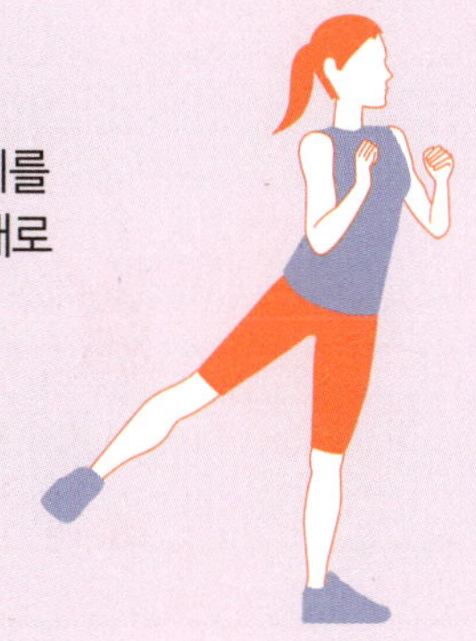

1. 두 다리를 넓게 벌리고 섭니다. 엉덩이를 뒤로 쭉 빼면서 다리를 굽혀 몸을 아래로 낮추는 스쿼트 자세를 취합니다.

2. 다리를 펴면서 몸을 일으키는 동시에 다리를 번갈아 옆으로 올려줍니다. 이때 등은 똑바로 펴진 상태를 유지합니다.

플랭크 푸시업 40초

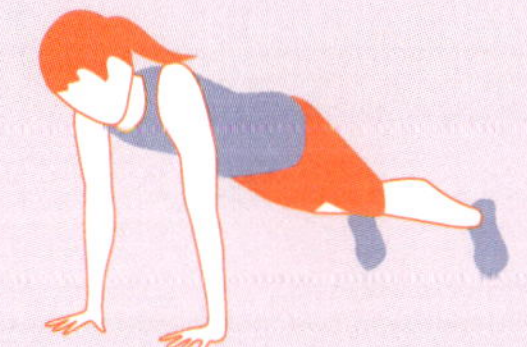
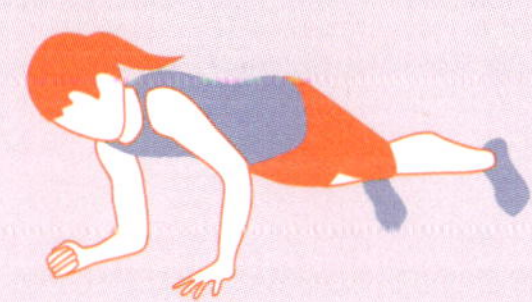
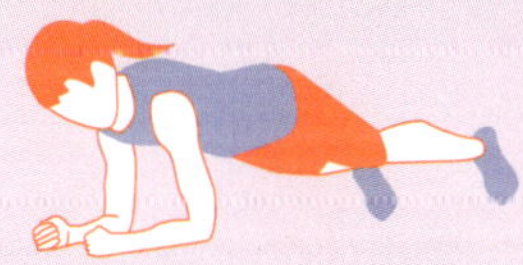

1. 팔을 편 플랭크 자세를 취합니다.

2. 한쪽 팔꿈치씩 바닥에 괴며 몸을 내립니다.

3. 양쪽 팔꿈치를 모두 내리면 다시 한쪽씩 팔을 펴면서 올라갑니다. 이 동작을 반복합니다.

STRETCHING 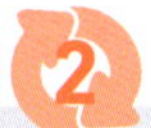

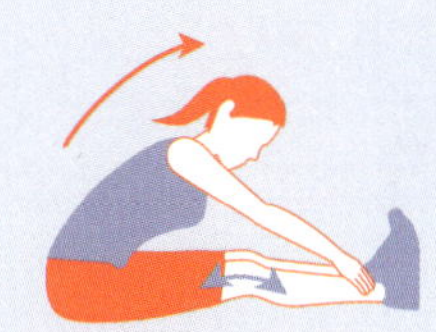

1 등과 허벅지 스트레칭
다리를 펴고 앉은 자세에서 윗몸을 숙여 손으로 발목을 잡습니다. 이때 무릎은 살짝 구부려줍니다. 그런 다음 등을 둥글게 굽혀서 앞으로 천천히 내립니다.

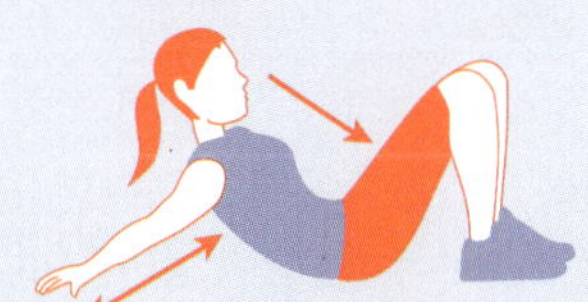

2 어깨 스트레칭
바닥에 앉은 자세에서 가슴을 활짝 폅니다. 양팔을 뒤로 멀리 뻗고, 턱은 아래쪽으로 살짝 당겨줍니다.

자극 부위

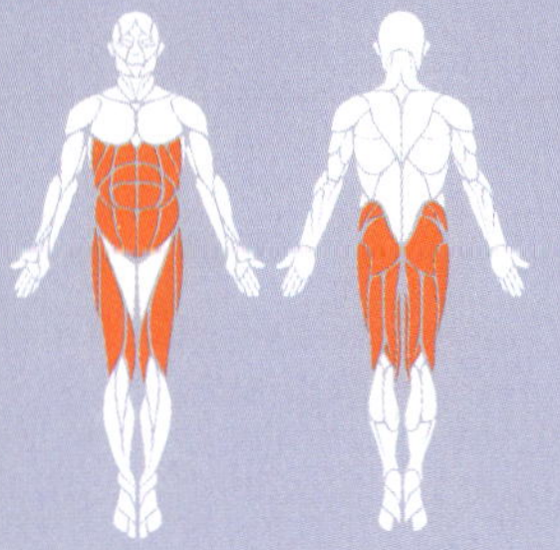

복근
대퇴사두근
둔근
햄스트링

WARMING UP

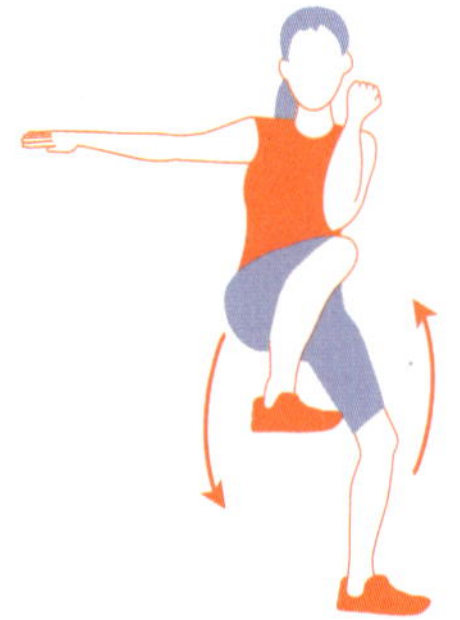

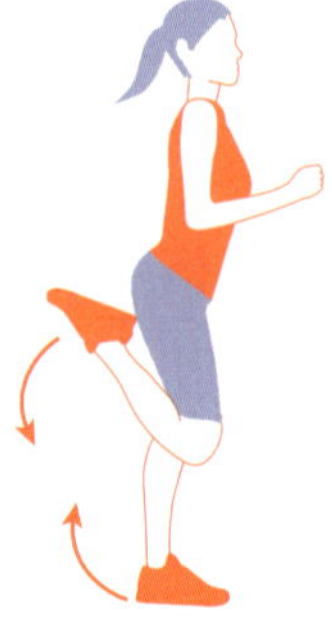

1 니 업
제자리걸음을 하며 무릎을
번갈아 들어 올려 반대쪽
팔꿈치와 맞닿게 합니다.

2 버트 킥
제자리에서 발꿈치가
궁둥이에 닿을 정도로 발을
뒤로 차며 빠르게 걷습니다.

WORKOUT

준비물: 의자 1개

  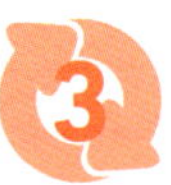

스쿼트 킥 `40초`

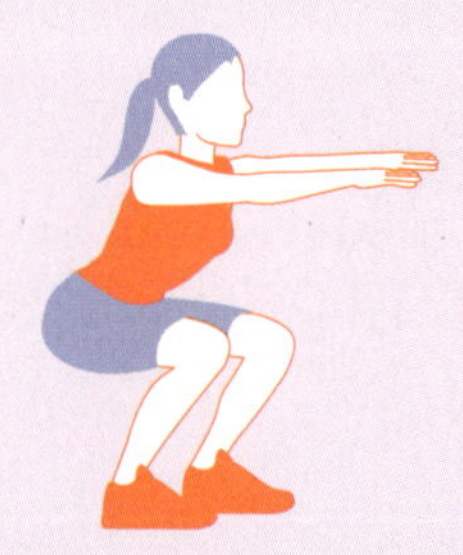

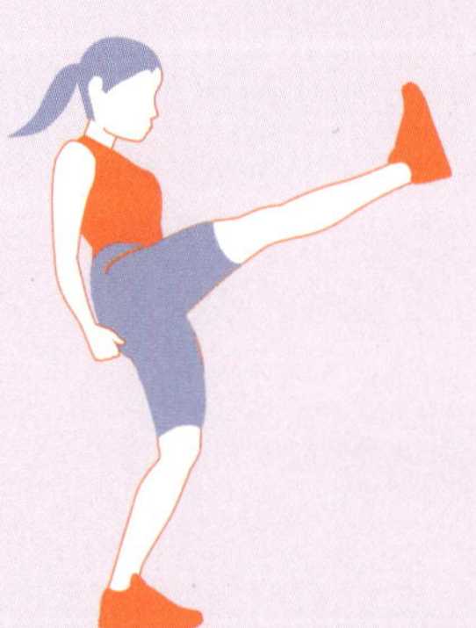

1. 선 자세에서 다리를 골반 너비만큼 벌리고 엉덩
이와 허벅지를 무릎 높이만큼 내리는 스쿼트 자
세를 취합니다.

2. 일어서면서 한쪽 다리를 차듯이 앞으로 뻗습니
다. 이때 체중을 싣는 다리는 살짝 굽혀줍니다.
양쪽 다리를 번갈아가며 반복합니다.

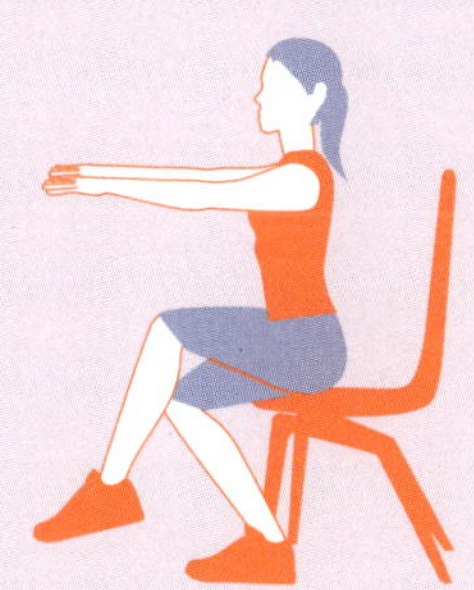

의자를 이용한 원 레그 스쿼트 좌우 각 20초

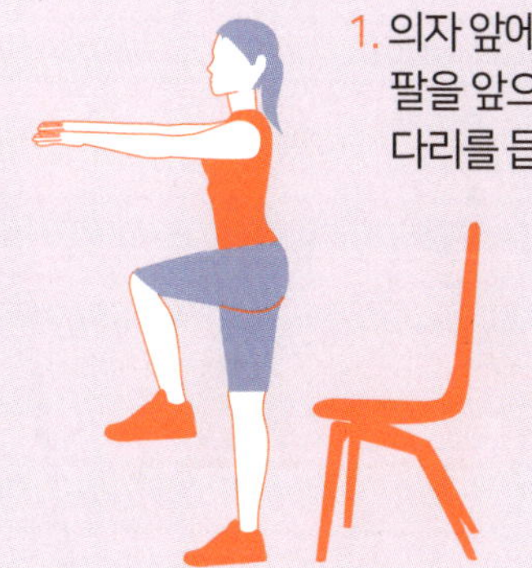

1. 의자 앞에 서서 바닥과 수평이 되게 팔을 앞으로 뻗고, 무릎을 굽혀 한쪽 다리를 듭니다.

2. 그대로 의자에 앉았다가 바닥을 디딘 다리에 힘을 주어 일어납니다. 이때 들고 있는 다리가 바닥에 닿지 않도록 하며 동작을 반복합니다.

버터플라이 싯업 40초

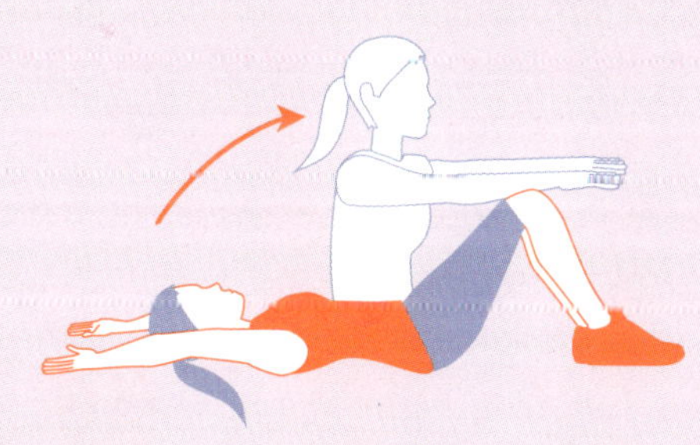

1. 바닥에 앉은 상태에서 양발은 모으고 양 무릎은 벌려줍니다.

2. 상체를 뒤로 내렸다가 다시 올리기를 반복합니다. 올라올 때 양팔은 앞으로 쭉 뻗습니다.

STRETCHING 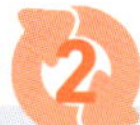

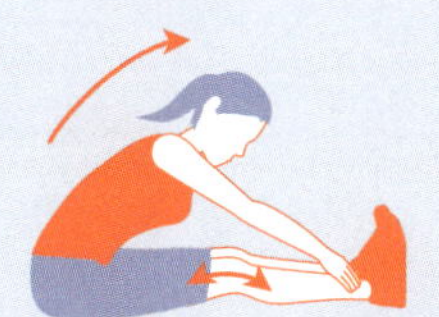

1 등과 허벅지 스트레칭

다리를 펴고 앉은 자세에서 윗몸을 숙여 손으로 발목을 잡습니다. 이때 무릎은 살짝 구부려줍니다. 그런 다음 등을 둥글게 굽혀서 앞으로 천천히 내립니다.

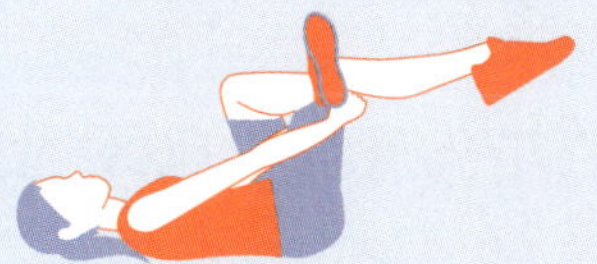

1 엉덩이 근육 스트레칭

등을 대고 누운 자세에서 오른쪽 무릎을 접어 당기고, 그 위에 왼발을 올립니다. 오른쪽 허벅지 뒤쪽을 잡고 몸 쪽으로 끌어당깁니다. 양쪽을 번갈아 스트레칭합니다.

하루 7분 / DAY 19

자극 부위

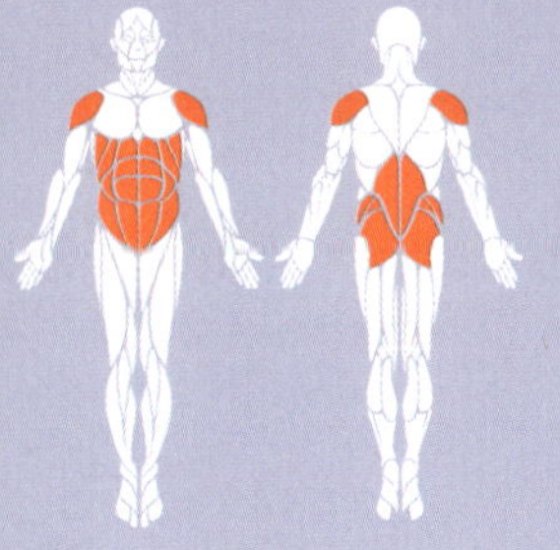

복근
삼각근
둔근
요근

WARMING UP

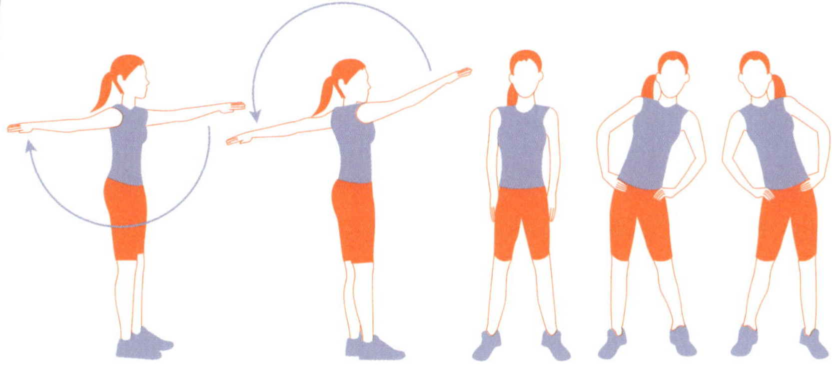

1 팔 흔들기
양팔을 앞뒤로 쭉 펴서 크게 흔들어줍니다.

2 골반 이완 운동
선 자세에서 두 다리를 골반 너비로 벌립니다. 골반을 좌우로 번갈아가며 돌립니다.

WORKOUT

마운틴 클라이머 40초

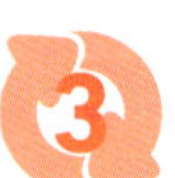

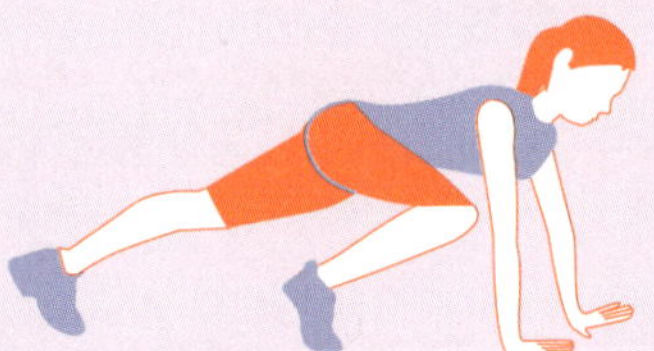

1. 팔을 편 플랭크 자세에서 양쪽 무릎을 번갈아가며 가슴 쪽으로 올려줍니다.

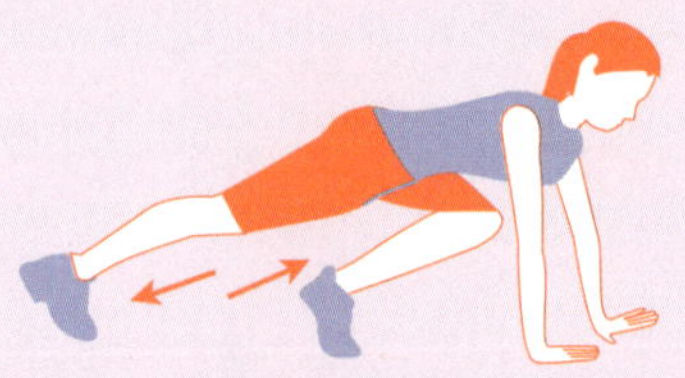

2. 이때 머리, 등, 다리가 일직선을 유지하도록 합니다.

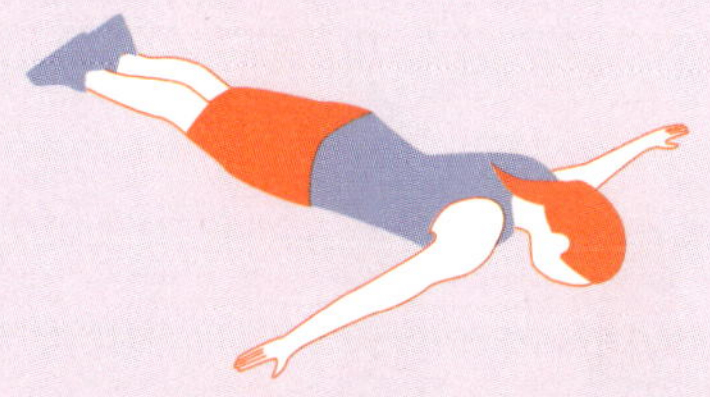
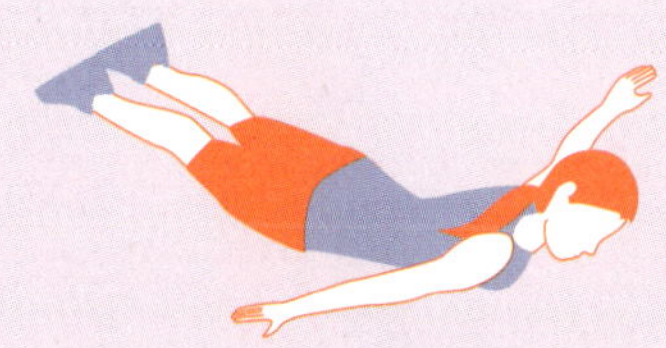
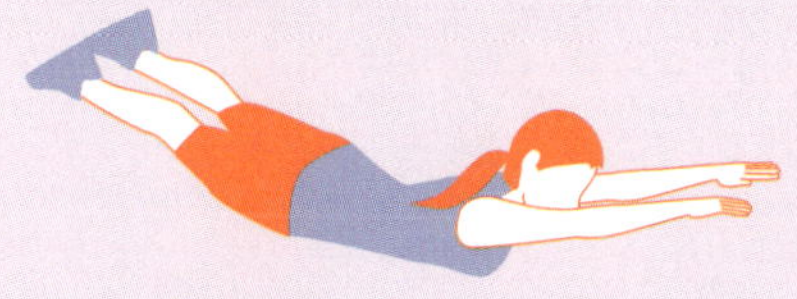

1. 배를 깔고 엎드린 뒤, 십자가 모양을 만들 듯 양팔을 몸과 수직이 되도록 양옆으로 벌립니다.

2. 다리와 팔을 바닥에서 떼어 들어줍니다. 턱은 몸 쪽으로 가볍게 당겨줍니다.

3. 이 상태에서 두 팔을 앞으로 뻗습니다. 그런 다음 다시 1의 자세로 돌아가 동작을 반복합니다.

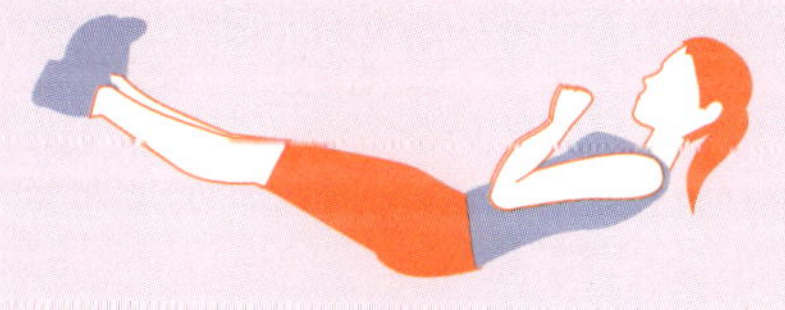

1. 바닥에 누운 자세에서 어깨를 바닥에서 뗀 채, 다리를 모아서 들어 올립니다. 이때 허리 하부는 바닥에 붙이고, 배는 힘주어 당깁니다.

STRETCHING

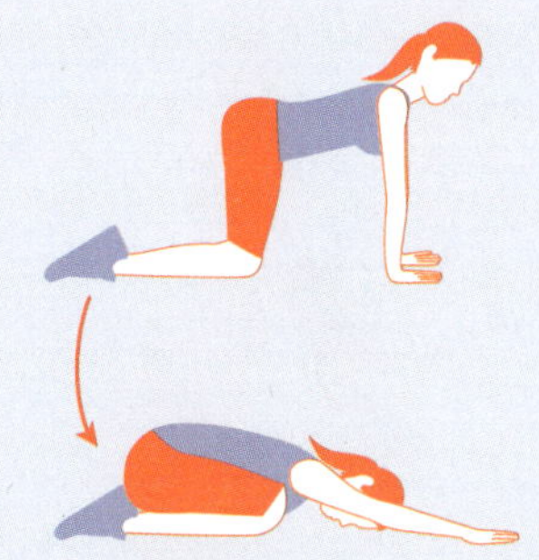

1 허리 스트레칭

무릎을 꿇은 자세에서 엉덩이를 뒤로 빼며 앉습니다. 엉덩이가 발뒤꿈치에 닿게 합니다. 이때 양팔은 앞쪽으로 쭉 뻗습니다.

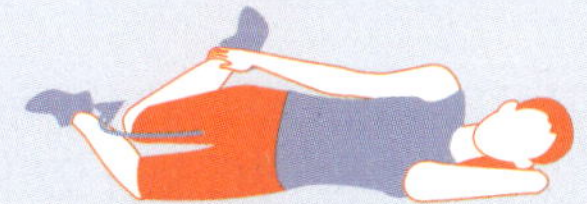

2 허벅지 스트레칭

한쪽 옆으로 누운 자세에서 골반을 쭉 펴줍니다. 발목을 잡고 위로 당겨 허벅지 뒤를 자극합니다. 누운 자세를 바꿔 반대쪽 허벅지도 스트레칭합니다.

하루 7분 / DAY 20

자극 부위

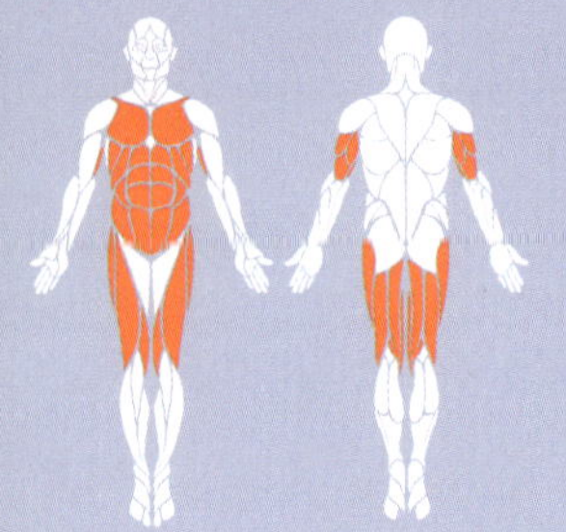

복근
흉근
대퇴사두근
햄스트링
상완삼두근

WARMING UP

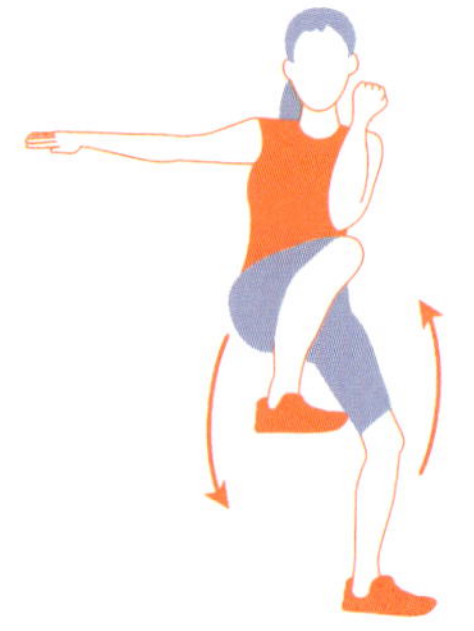

1 니 업
제자리걸음을 하며 무릎을
번갈아 들어 올려 반대쪽
팔꿈치와 맞닿게 합니다.

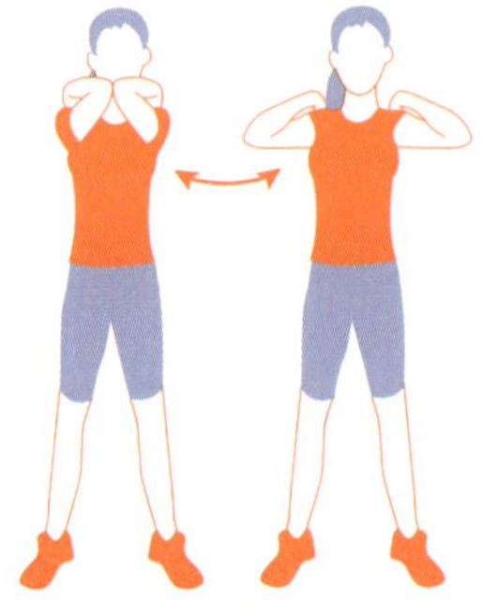

2 어깨 돌리기
어깨를 앞으로 둥글게 말아
돌렸다가 뒤로 둥글게
돌립니다.

WORKOUT

 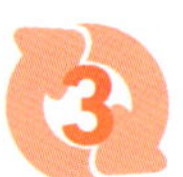

와이드 스쿼트 40초

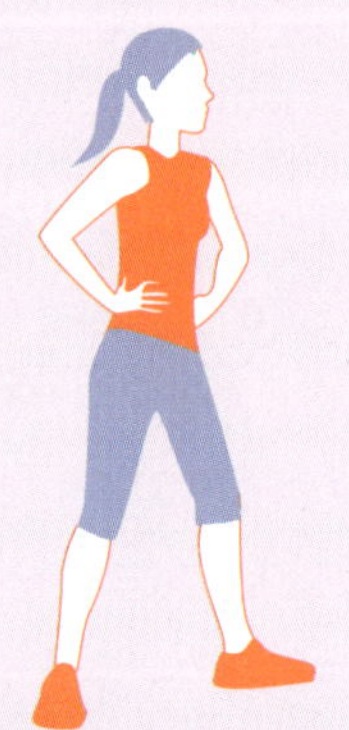

1. 선 자세에서 두 발을 넓게 벌립니다. 발끝은 살짝
바깥쪽을 향하게 합니다.

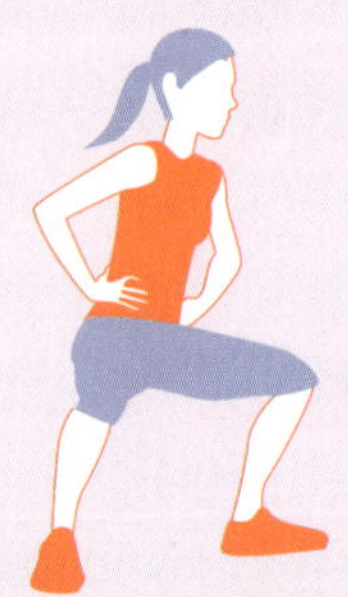

2. 양손을 허리에 두고 무릎을 굽혔다 펴는 동작을
반복합니다. 앉을 때 무릎이 발끝보다 모이지
않도록 주의합니다.

무릎 꿇고 푸시업

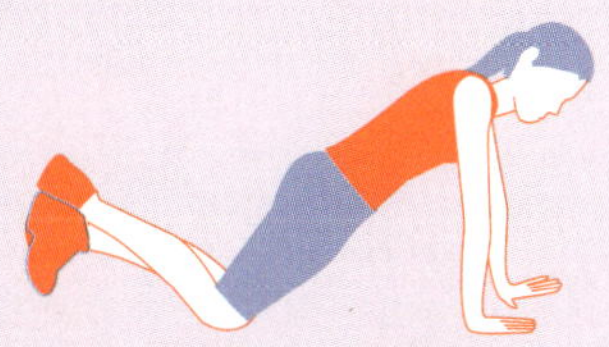

1. 무릎을 꿇고 양손으로 바닥을 짚습니다. 이때 손은 가슴 아래에 둡니다. 굽힌 무릎에 체중을 실으면서 팔을 굽힙니다.

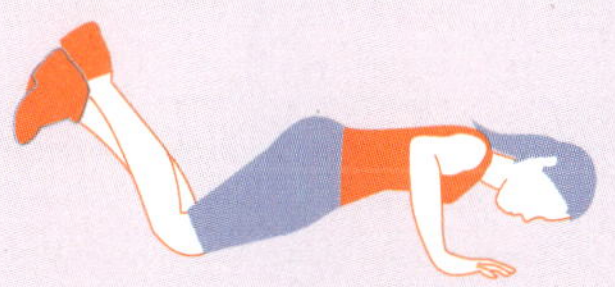

2. 배와 가슴이 바닥에 닿을 때까지 상체를 아래로 내렸다가 양팔을 뻗으면서 몸을 다시 위로 올립니다. 이 동작을 반복합니다.

가위차기

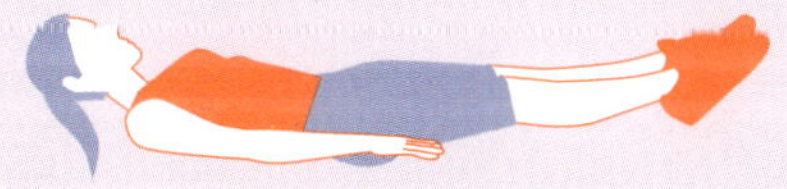

1. 바닥에 등을 바짝 붙이고 눕습니다. 이때 어깨와 머리, 다리는 살짝 들어줍니다.

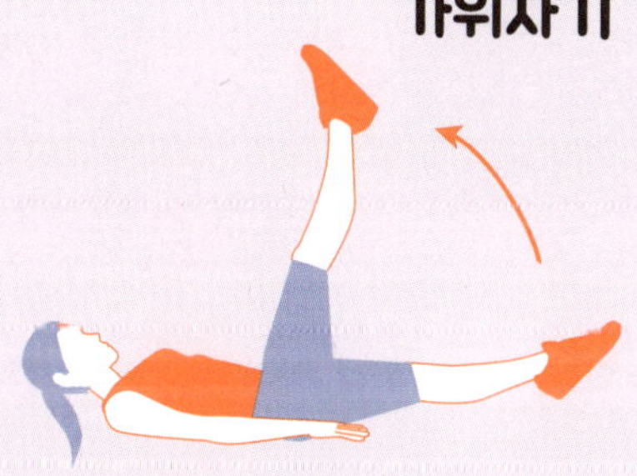

2. 양쪽 다리를 쭉 뻗고 번갈아가면서 위로 올려줍니다.

STRETCHING

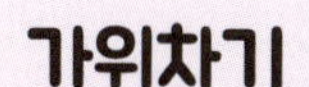 30 2

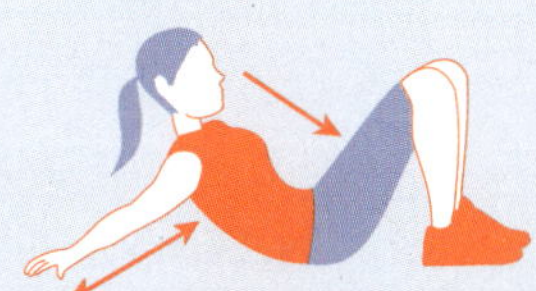

1 등과 허벅지 스트레칭
다리를 펴고 앉은 자세에서 윗몸을 숙여 손으로 발목을 잡습니다. 이때 무릎은 살짝 구부려줍니다. 그런 다음 등을 둥글게 굽혀서 앞으로 천천히 내립니다.

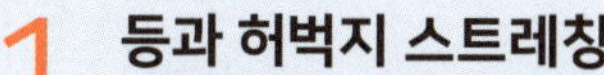

2 어깨 스트레칭
바닥에 앉은 자세에서 가슴을 활짝 폅니다. 양팔을 뒤로 멀리 뻗고, 턱은 아래쪽으로 살짝 당겨줍니다.

하루 7분 / DAY 21

자극 부위

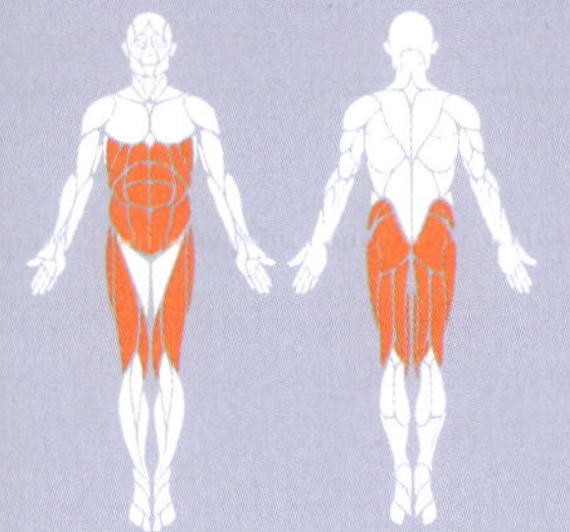

복근
대퇴사두근
둔근
햄스트링

WARMING UP  

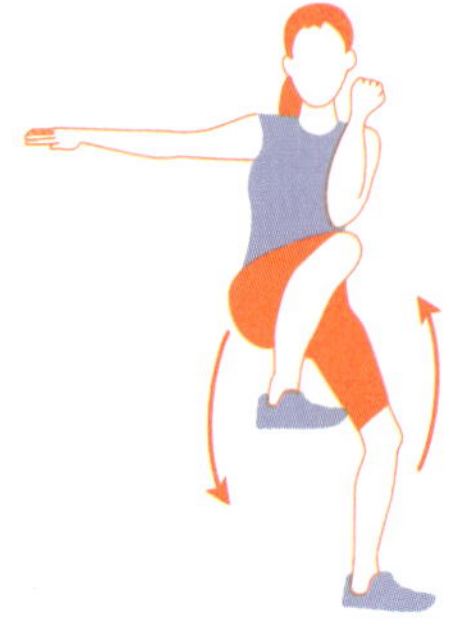

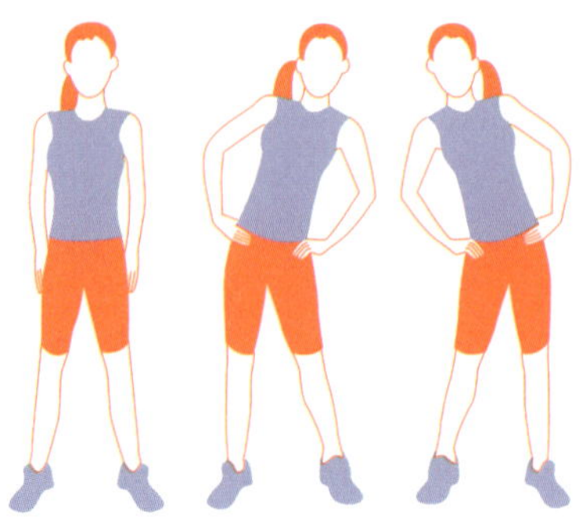

1 니 업
제자리걸음을 하며 무릎을 번갈아 들어 올려 반대쪽 팔꿈치와 맞닿게 합니다.

2 골반 이완 운동
선 자세에서 두 다리를 골반 너비로 벌립니다. 골반을 좌우로 번갈아가며 돌립니다.

WORKOUT
준비물: 의자 1개  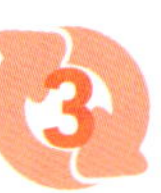

점프 스쿼트 | 40초

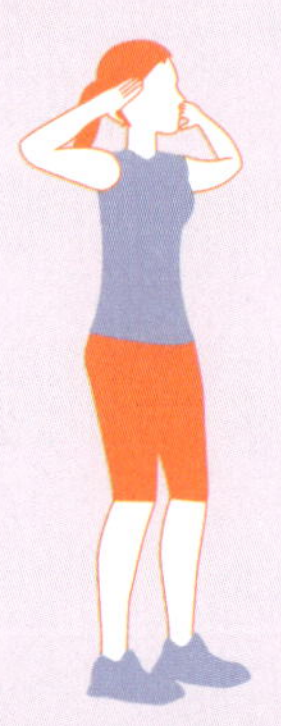

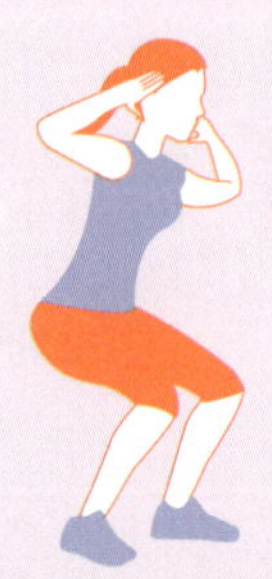

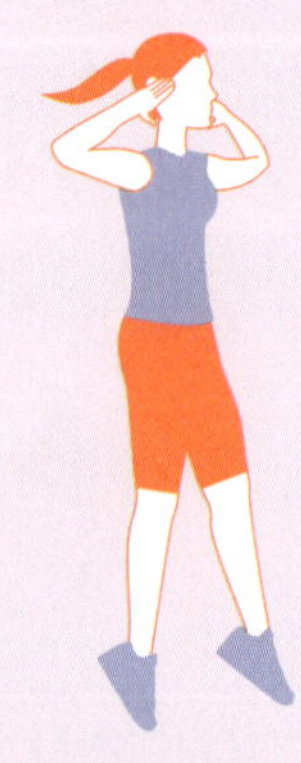

1. 다리를 벌리고 선 자세에서 양팔을 옆으로 뻗어 어깨높이로 올리고, 양손을 얼굴 옆에 둡니다.

2. 무릎을 굽혀 스쿼트 자세를 취합니다. 이때 무릎이 안으로 모이지 않도록 합니다.

3. 굽혔던 다리를 쭉 펴면서 몸을 일으켜 점프합니다. 이 동작을 반복합니다.

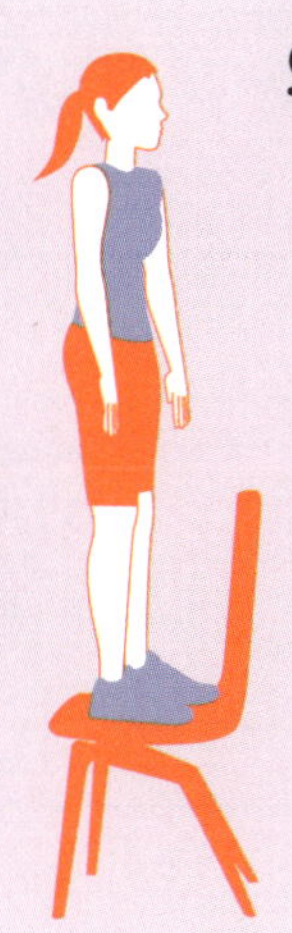

의자 위로 올라가기

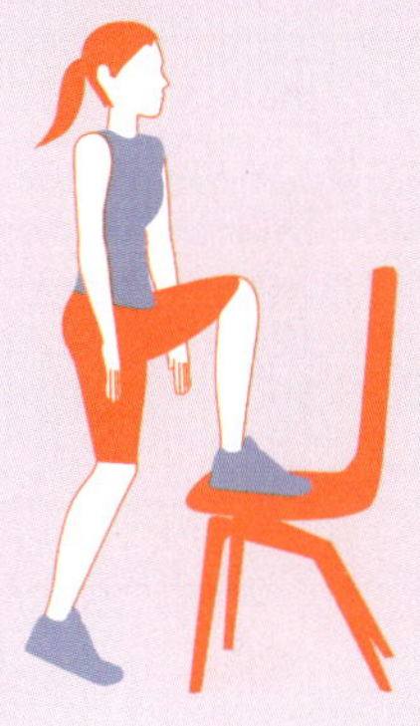

1. 선 자세에서 의자 위에 한쪽 발을 디뎌 올라갑니다.

2. 아래로 내려올 때 한쪽 다리는 의자 위에 계속 둡니다. 의자 위에 올라가고 내려오기를 반복합니다.

복사근 운동

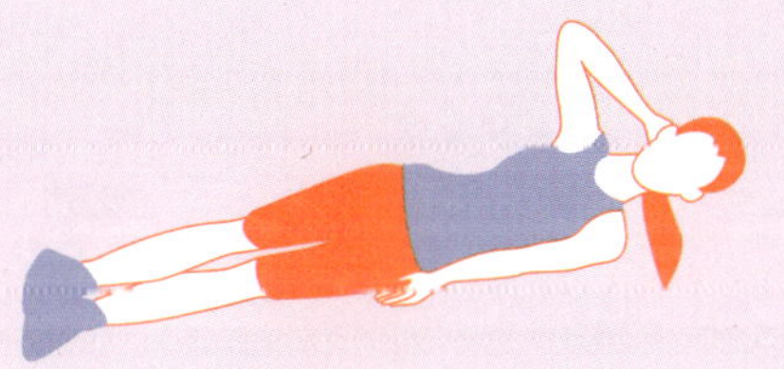

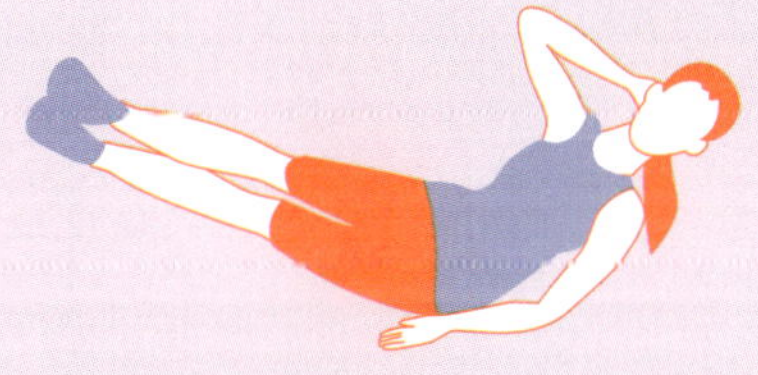

1. 한쪽 옆으로 눕습니다. 이때 허벅지는 서로 붙이고 바닥에 닿지 않은 손은 머리 뒤에 둡니다.

2. 다리와 상체를 동시에 위로 들어줍니다.

STRETCHING 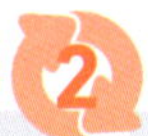

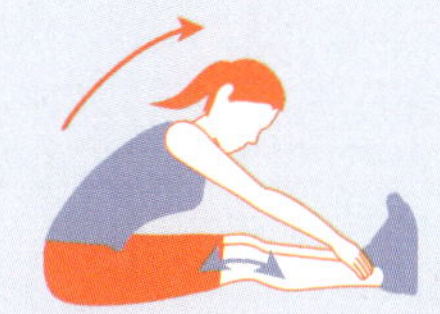

1 등과 허벅지 스트레칭
다리를 펴고 앉은 자세에서 윗몸을 숙여 손으로 발목을 잡습니다. 이때 무릎은 살짝 구부려줍니다. 그런 다음 등을 둥글게 굽혀서 앞으로 천천히 내립니다.

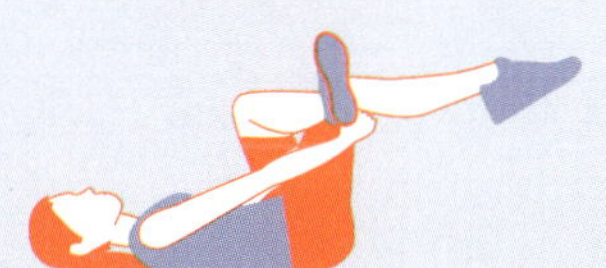

1 엉덩이 근육 스트레칭
등을 대고 누운 자세에서 오른쪽 무릎을 접어 당기고, 그 위에 왼발을 올립니다. 오른쪽 허벅지 뒤쪽을 잡고 몸 쪽으로 끌어당깁니다. 양쪽을 번갈아 스트레칭합니다.

하루 7분 / DAY 22

자극 부위

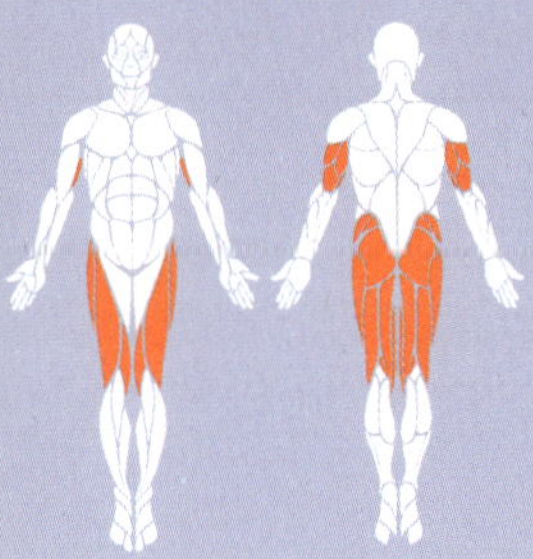

대퇴사두근
둔근
햄스트링
상완삼두근

WARMING UP

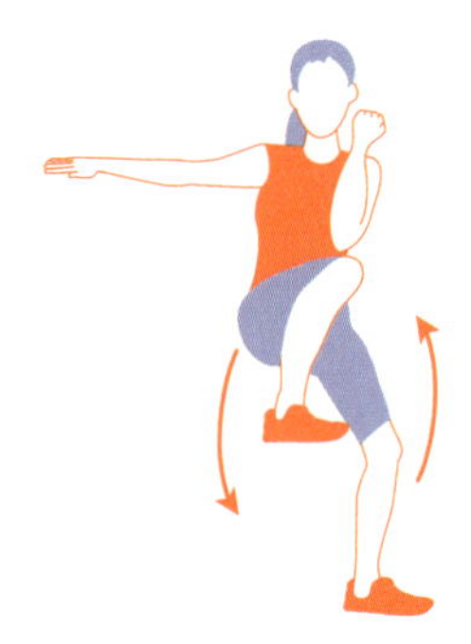
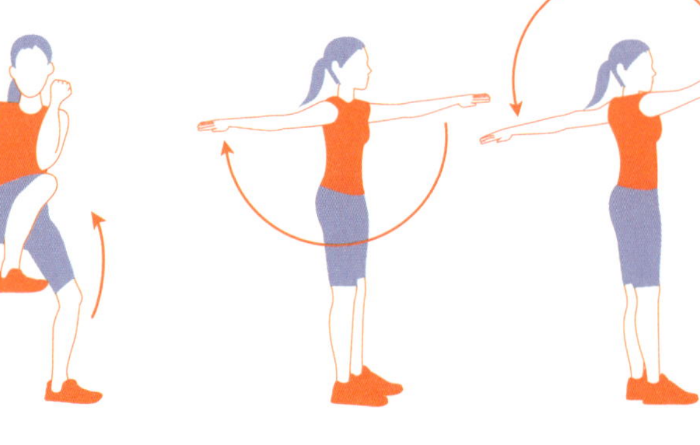

1 니 업
제자리걸음을 하며 무릎을
번갈아 들어 올려 반대쪽
팔꿈치와 맞닿게 합니다.

2 팔 흔들기
양팔을 앞뒤로 쭉 펴서 크게
흔들어줍니다.

WORKOUT

준비물: 의자 1개

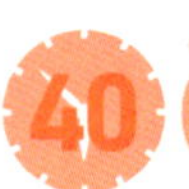

버트 킥 제자리 뛰기 — 40초

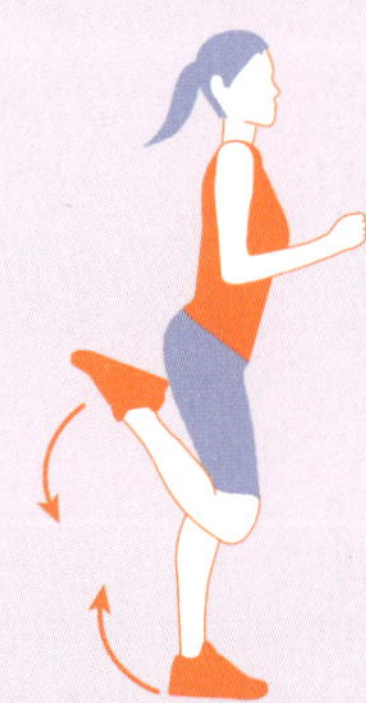

1. 허리를 곧게 펴고 섭니다.

2. 발꿈치가 궁둥이에 닿을 정도로 발을 뒤로
   차며 제자리 뛰기를 합니다.

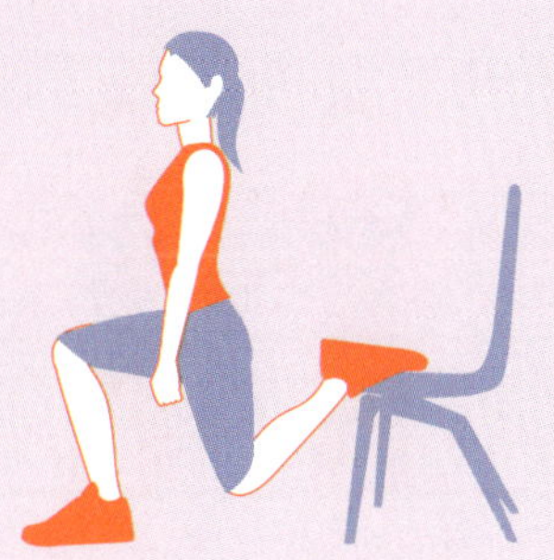

불가리안 런지 · 좌우 각 20초씩

1. 한쪽 발을 의자 위에 걸쳐둔 런지 자세를 취합니다.
2. 체중을 앞발 뒤꿈치에 싣고 몸을 올렸다 내리길 반복합니다. 앞무릎이 발끝보다 앞으로 나가지 않도록 주의합니다. 이 동작을 반복합니다.

벤치 딥스 · 40초

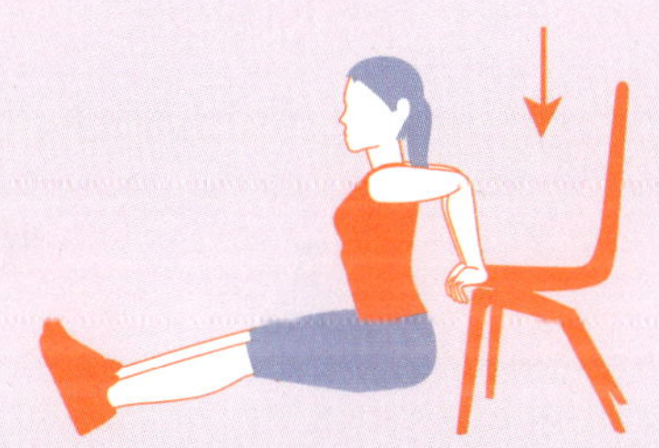

1. 등을 의자에 붙이고 다리는 길게 뻗은 채 바닥에 앉습니다. 양팔을 뒤로 해서 의자를 잡고 지탱합니다. 이때 팔꿈치를 굽힙니다.

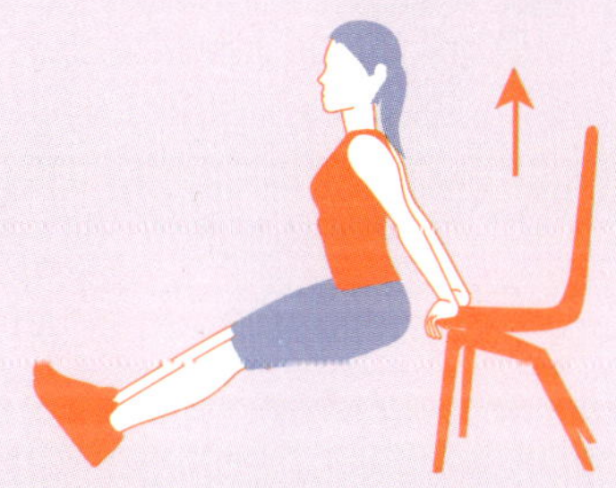

2. 양팔을 접었다 펴길 반복하면서 엉덩이를 위로 들어줍니다.

STRETCHING 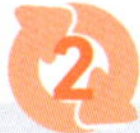

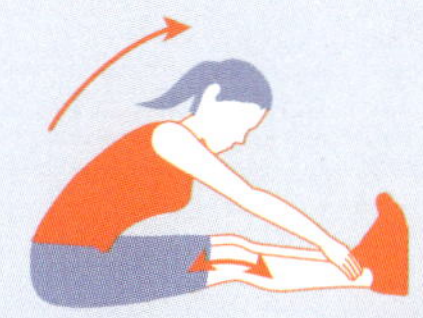

1 등과 허벅지 스트레칭
다리를 펴고 앉은 자세에서 윗몸을 숙여 손으로 발목을 잡습니다. 이때 무릎은 살짝 구부려줍니다. 그런 다음 등을 둥글게 굽혀서 앞으로 천천히 내립니다.

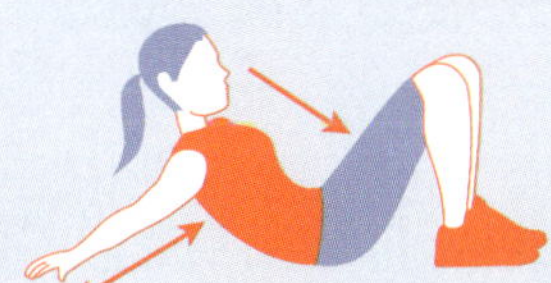

2 어깨 스트레칭
바닥에 앉은 자세에서 가슴을 활짝 폅니다. 양팔을 뒤로 멀리 뻗고, 턱은 아래쪽으로 살짝 당겨줍니다.

하루 7분 / DAY 23

자극 부위

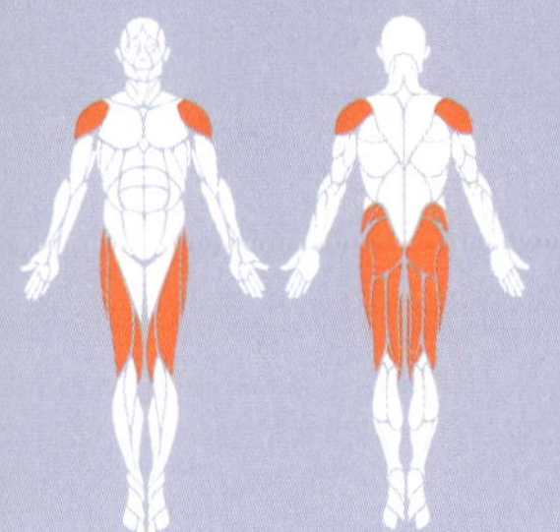

삼각근
대퇴사두근
둔근
햄스트링

WARMING UP 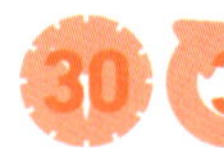

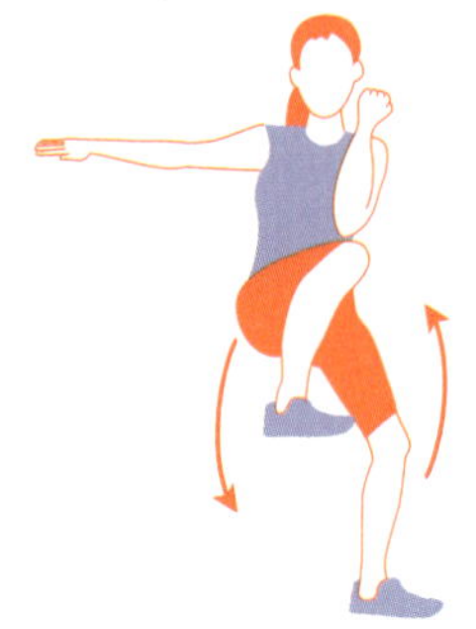

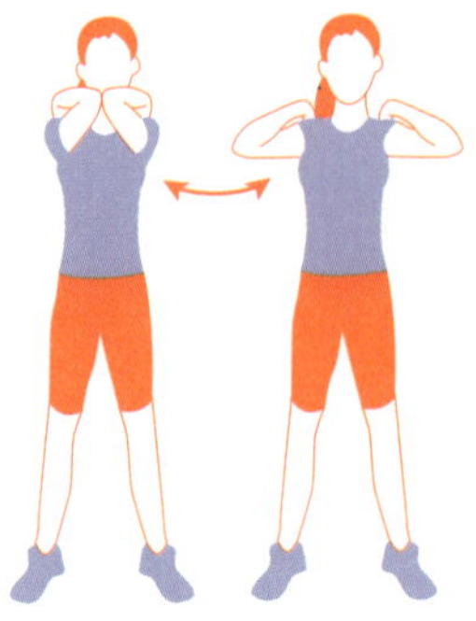

1 니 업
제자리걸음을 하며 무릎을
번갈아 들어 올려 반대쪽
팔꿈치와 맞닿게 합니다.

2 어깨 돌리기
어깨를 앞으로 둥글게 말아
돌렸다가 뒤로 둥글게
돌립니다.

WORKOUT
준비물: 쿠션 또는 발판 1개 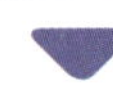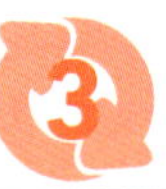

플랭크 점핑 잭　40초

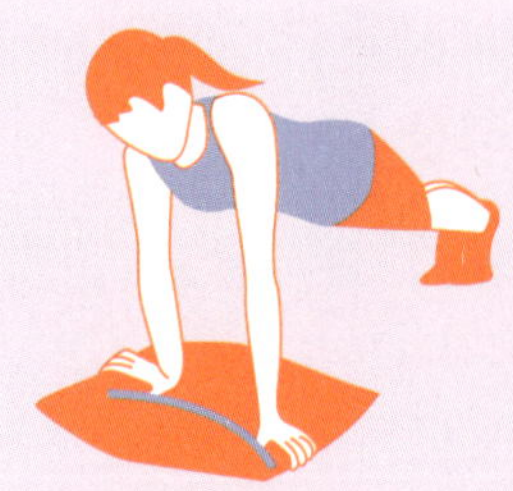

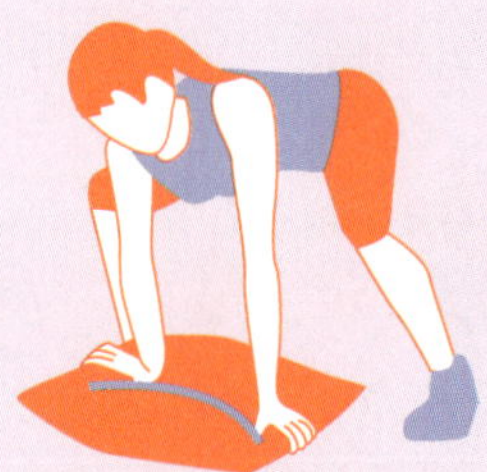

1. 쿠션 위에서 팔을 펴고 플랭크 자세를 취합니다.

2. 점프하면서 양쪽 무릎을 굽혀 가슴 가까이로 끌어
옵니다. 다시 점프하면서 두 다리를 뒤로 뻗어 원래
자세로 돌아옵니다. 이 동작을 반복합니다.

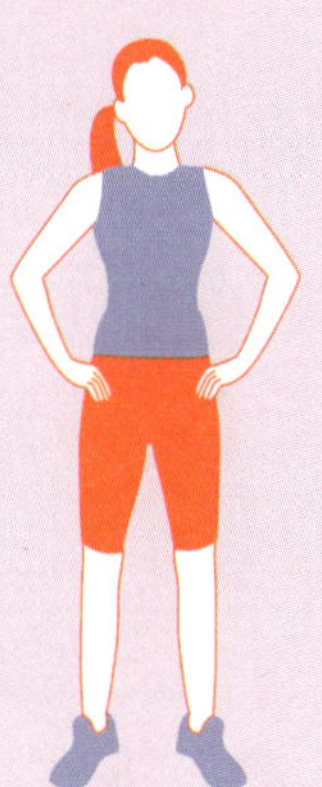

1. 두 발을 벌리고 선 자세에서 한쪽 다리를 옆으로 벌린 다음 굽혀줍니다. 무릎은 발목보다 안쪽에 있습니다.

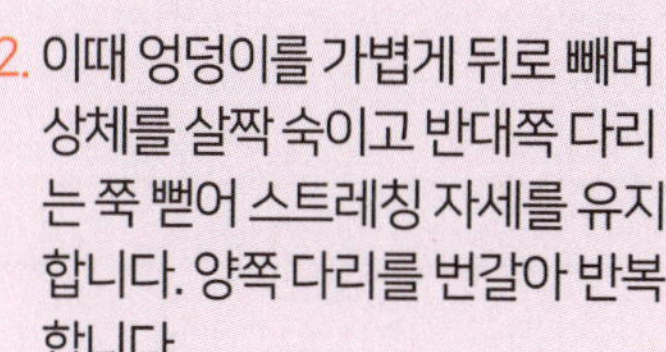

2. 이때 엉덩이를 가볍게 뒤로 빼며 상체를 살짝 숙이고 반대쪽 다리는 쭉 뻗어 스트레칭 자세를 유지합니다. 양쪽 다리를 번갈아 반복합니다.

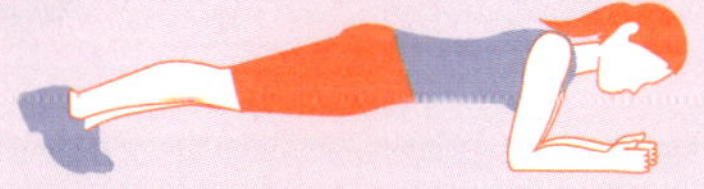

1. 몸을 일직선으로 유지하며 팔꿈치를 바닥에 괸 플랭크 자세를 취합니다.

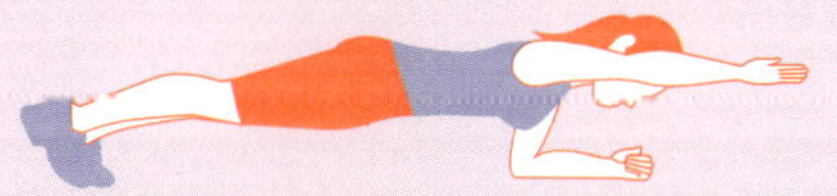

2. 한 손을 천천히 앞으로 뻗어줍니다. 양손을 번갈아가며 반복합니다.

STRETCHING 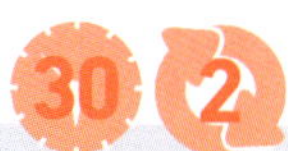

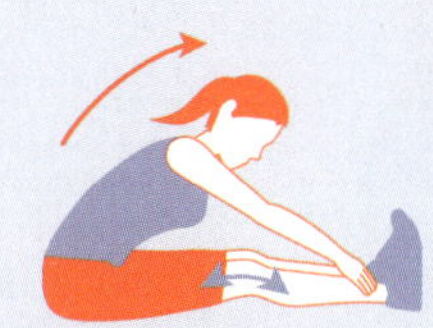

1 등과 허벅지 스트레칭
다리를 펴고 앉은 자세에서 윗몸을 숙여 손으로 발목을 잡습니다. 이때 무릎은 살짝 구부려줍니다. 그런 다음 등을 둥글게 굽혀서 앞으로 천천히 내립니다.

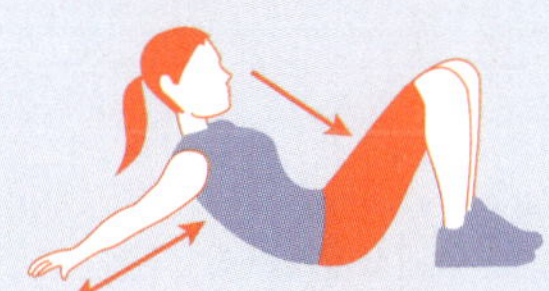

2 어깨 스트레칭
바닥에 앉은 자세에서 가슴을 활짝 폅니다. 양팔을 뒤로 멀리 뻗고, 턱은 아래쪽으로 살짝 당겨줍니다.

자극 부위

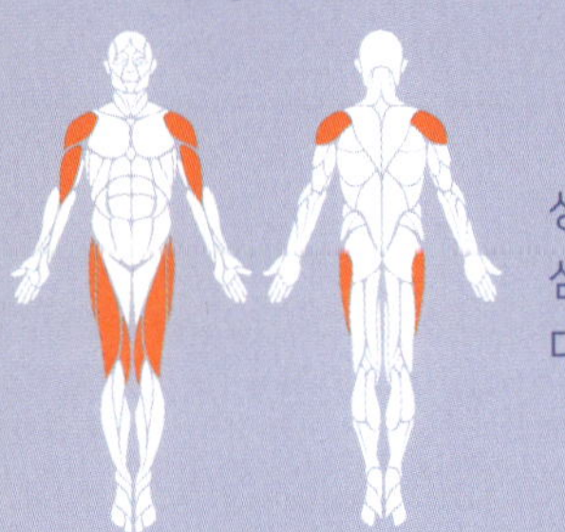

상완이두근
삼각근
대퇴사두근

WARMING UP

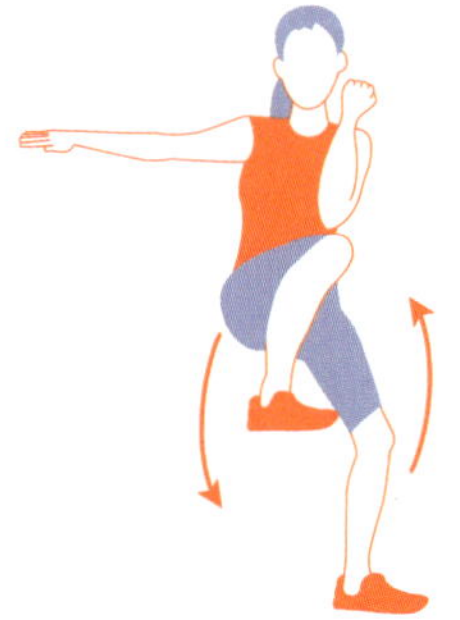

1 니 업
제자리걸음을 하며 무릎을
번갈아 들어 올려 반대쪽
팔꿈치와 맞닿게 합니다.

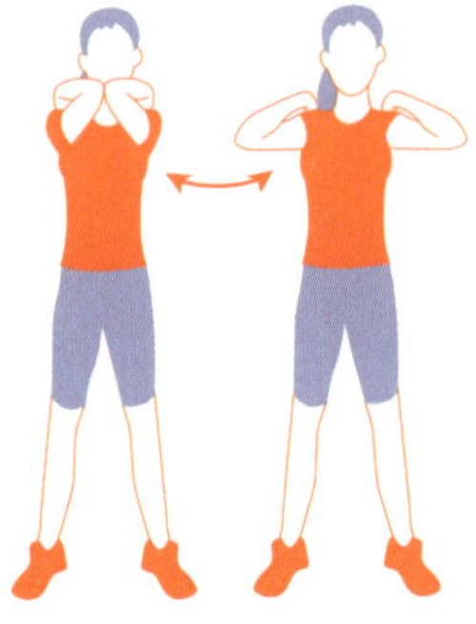

2 어깨 돌리기
어깨를 앞으로 둥글게 말아
돌렸다가 뒤로 둥글게
돌립니다.

WORKOUT
준비물: 풀업 밴드 1개

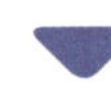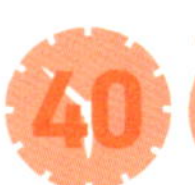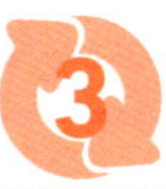

좌우로 점프하기 | 40초

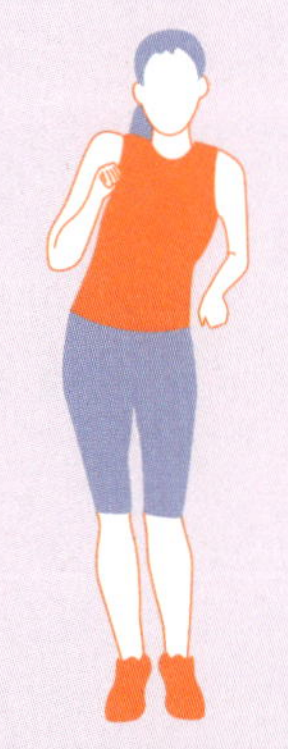

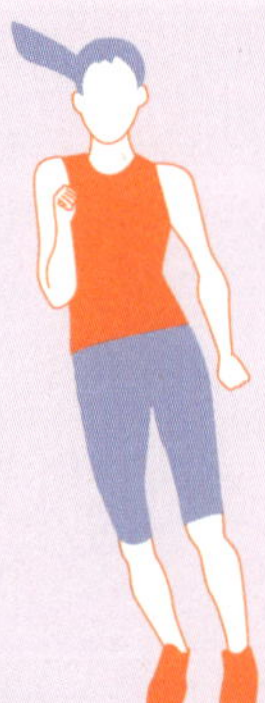

1. 좌우로 번갈아 점프합니다.

2. 익숙해지면 더 멀리 점프합니다.

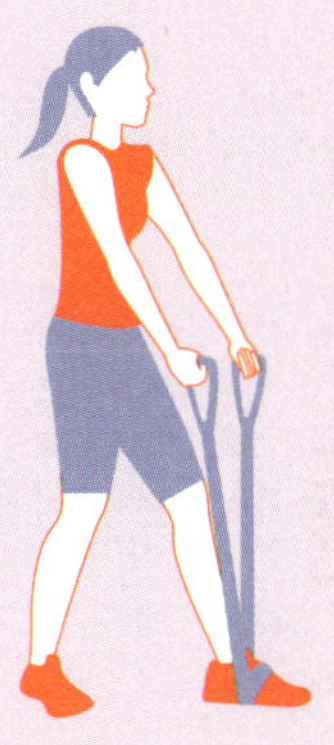

바이셉스 컬

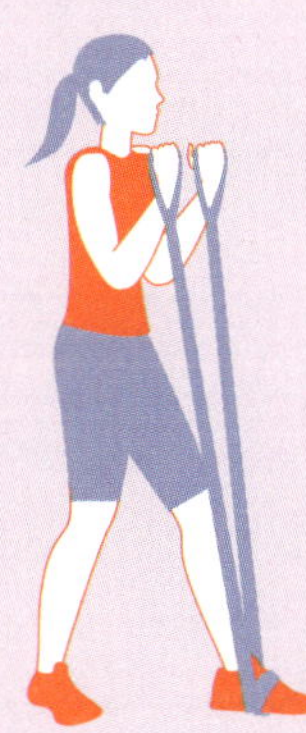

1. 선 자세에서 한쪽 발을 앞으로 내민 후, 그 발밑으로 풀업 밴드를 돌려 감습니다. 팔꿈치는 고정하고 등은 똑바로 폅니다.

2. 팔을 굽히고 펴면서 풀업 밴드를 늘렸다 줄이길 반복합니다. 이때 가능한 한 팔꿈치가 움직이지 않도록 합니다.

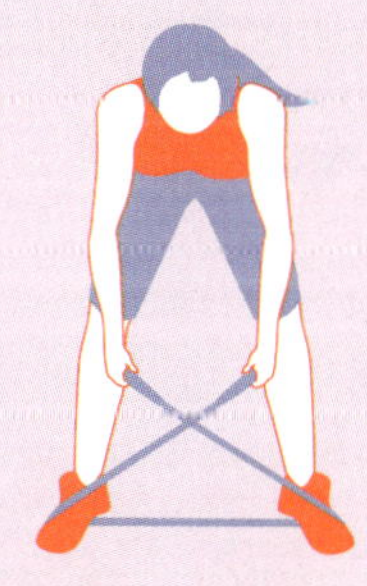

벤트 오버 레터럴 레이즈

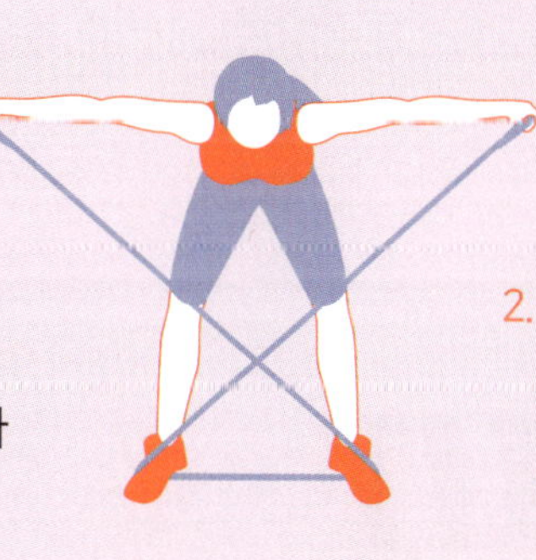

1. 풀업 밴드 위에 두 발을 넓게 벌리고 서서 밴드의 양쪽 끝을 엇갈리게 잡아 올립니다. 무릎은 살짝 굽힙니다.

2. 등은 똑바로 펴고 가슴은 활짝 편 상태를 유지합니다. 두 팔을 양옆으로 펼치면서 밴드를 당겼다가 다시 1의 자세로 돌아가길 반복합니다.

STRETCHING 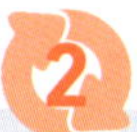

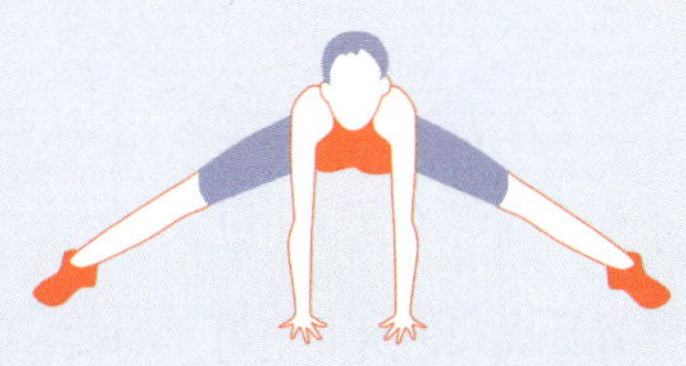

1 후방 근육 사슬 스트레칭
선 자세에서 두 다리를 넓게 벌립니다. 두 팔을 앞으로 내민 다음 두 손으로 바닥을 짚고 엉덩이를 뒤로 쭉 밀어줍니다.

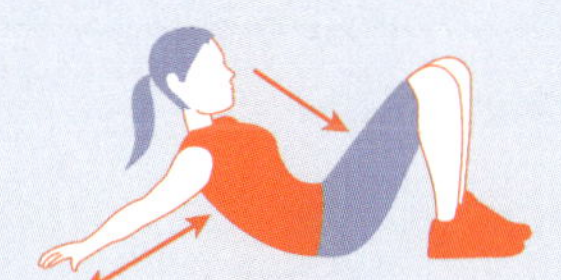

2 어깨 스트레칭
바닥에 앉은 자세에서 가슴을 활짝 폅니다. 양팔을 뒤로 멀리 뻗고, 턱은 아래쪽으로 살짝 당겨줍니다.

자극 부위

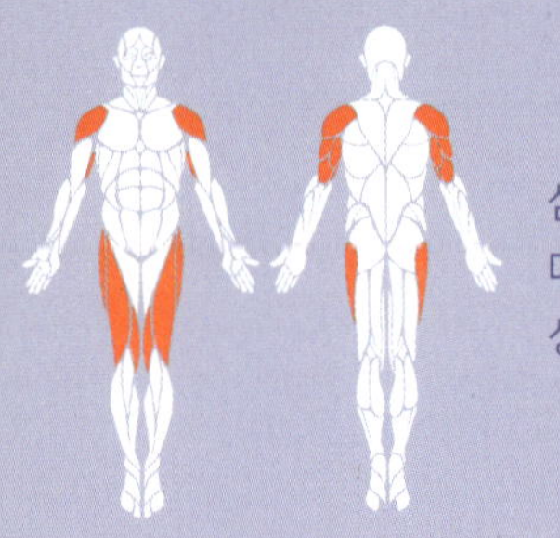

삼각근
대퇴사두근
상완삼두근

WARMING UP  

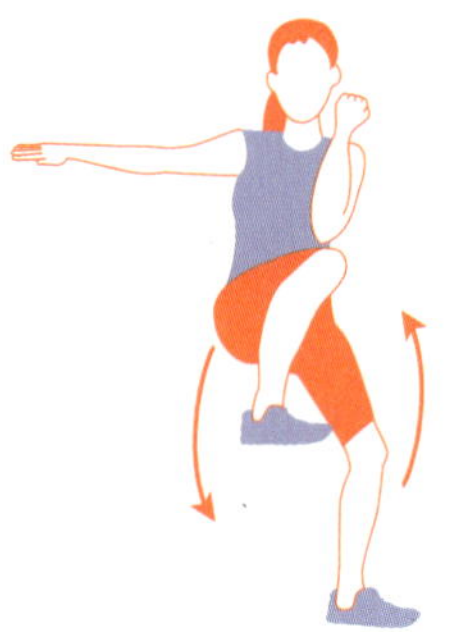

1 니 업
제자리걸음을 하며 무릎을
번갈아 들어 올려 반대쪽
팔꿈치와 맞닿게 합니다.

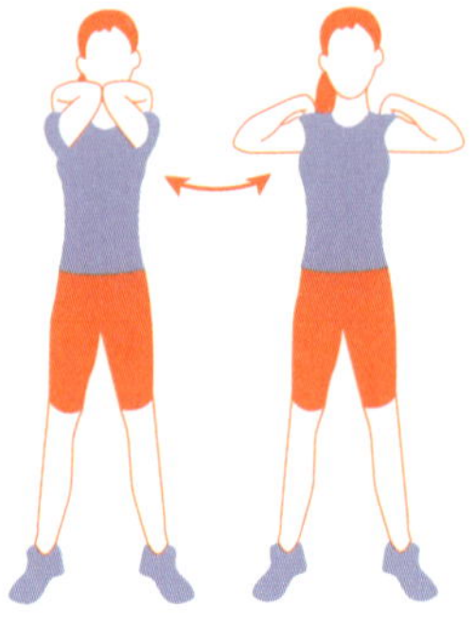

2 어깨 돌리기
어깨를 앞으로 둥글게 말아
돌렸다가 뒤로 둥글게
돌립니다.

WORKOUT  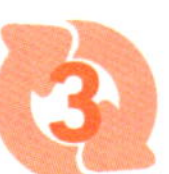

벽 스쿼트 · 40초

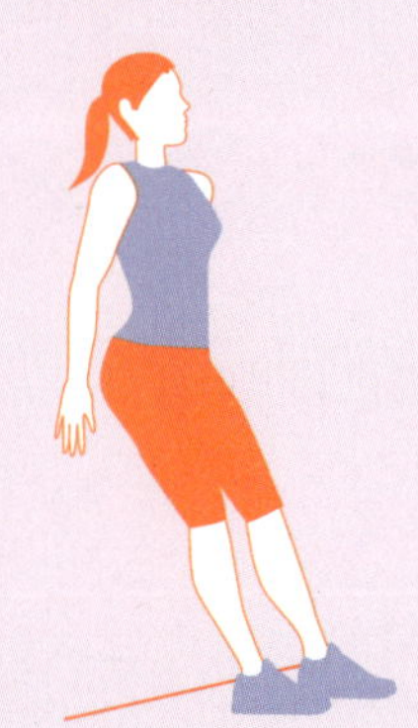

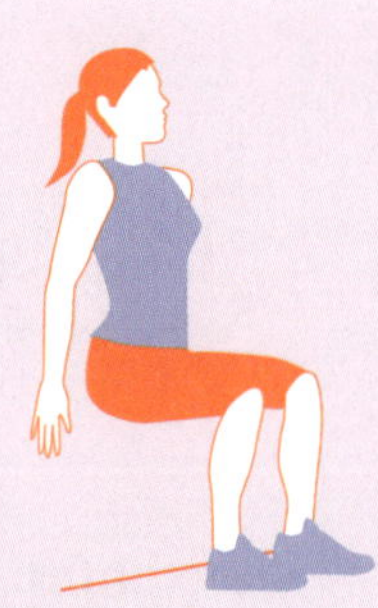

1. 벽에 등을 대고 섭니다.

2. 무릎을 굽히면서 천천히 아래로 내려갑니다.

3. 허벅지가 바닥과 수평을 이루면 그 상태로
   자세를 고정합니다.

제자리 뛰기   40초

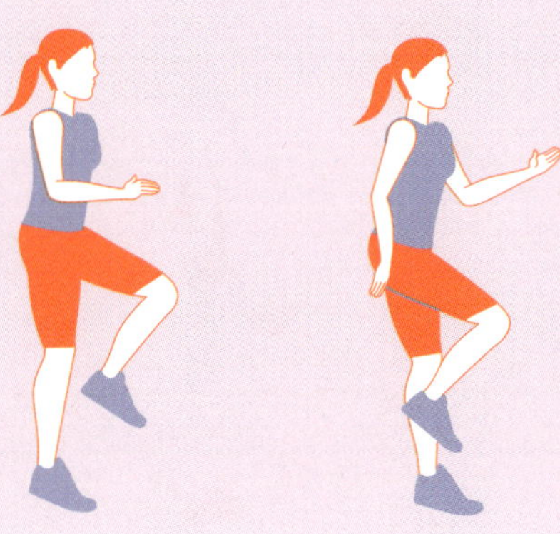

1. 무릎을 높이 들어 올리면서 제자리에서 뜁니다. 양팔은 자연스럽게 흔들어줍니다.

사이드 플랭크   40초

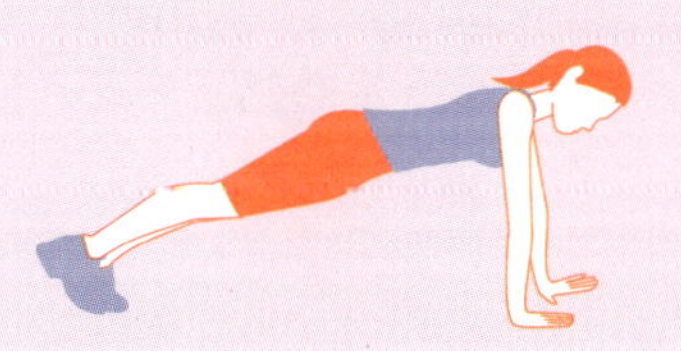

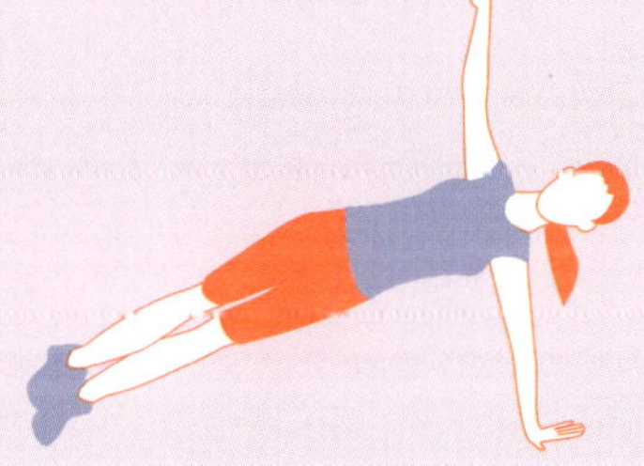

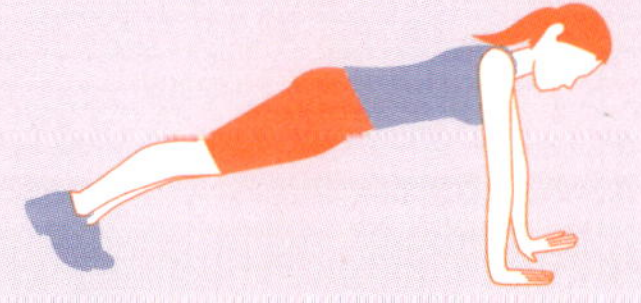

1. 팔을 펴고 플랭크 자세를 취합니다.

2. 몸을 옆으로 돌려 한쪽 팔을 쭉 편 후, 그 상태로 정지합니다.

3. 팔을 내려 원래의 자세로 돌아온 뒤, 반대쪽도 자세를 취합니다.

STRETCHING  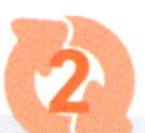

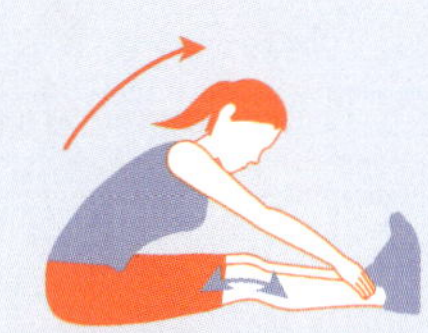

1 등과 허벅지 스트레칭
다리를 펴고 앉은 자세에서 윗몸을 숙여 손으로 발목을 잡습니다. 이때 무릎은 살짝 구부려줍니다. 그런 다음 등을 둥글게 굽혀서 앞으로 천천히 내립니다.

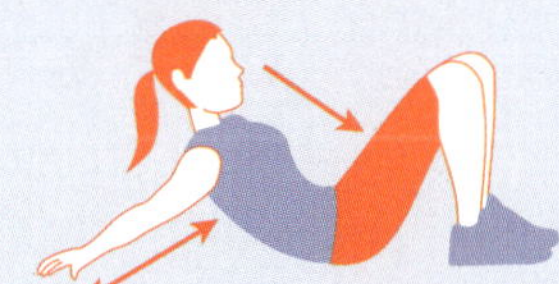

2 어깨 스트레칭
바닥에 앉은 자세에서 가슴을 활짝 폅니다. 양팔을 뒤로 멀리 뻗고, 턱은 아래쪽으로 살짝 당겨줍니다.

자극 부위

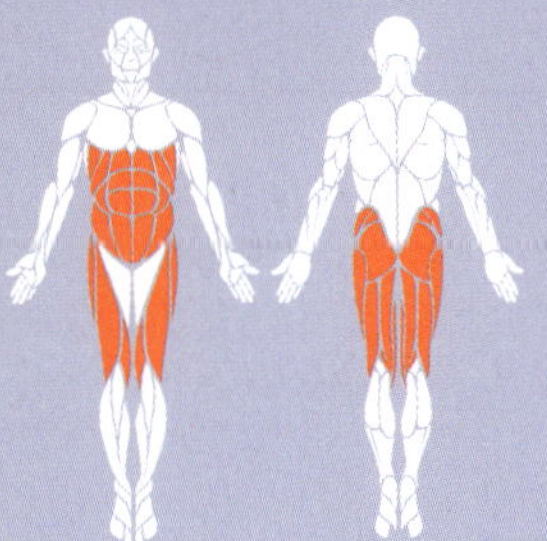

복근
대퇴·사두근
둔근
햄스트링

WARMING UP

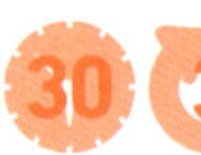

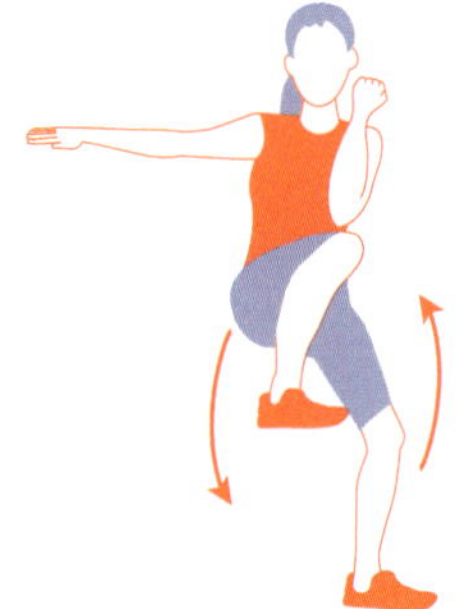

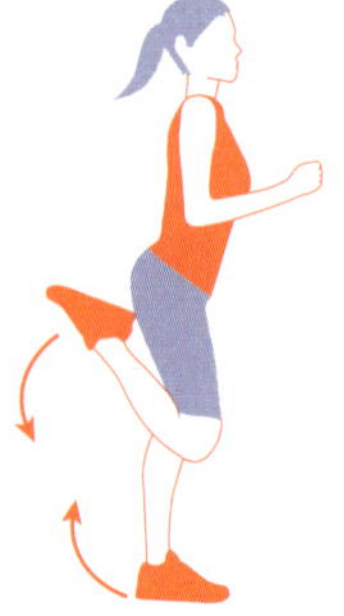

1 **니 업**
제자리걸음을 하며 무릎을
번갈아 들어 올려 반대쪽
팔꿈치와 맞닿게 합니다.

2 **버트 킥**
제자리에서 발꿈치가
궁둥이에 닿을 정도로 발을
뒤로 차며 빠르게 걷습니다.

WORKOUT

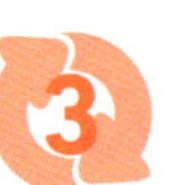

옆으로 점프하기   40초

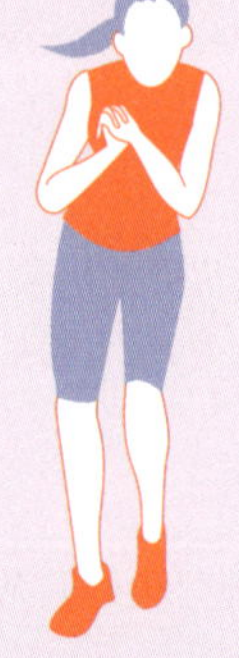

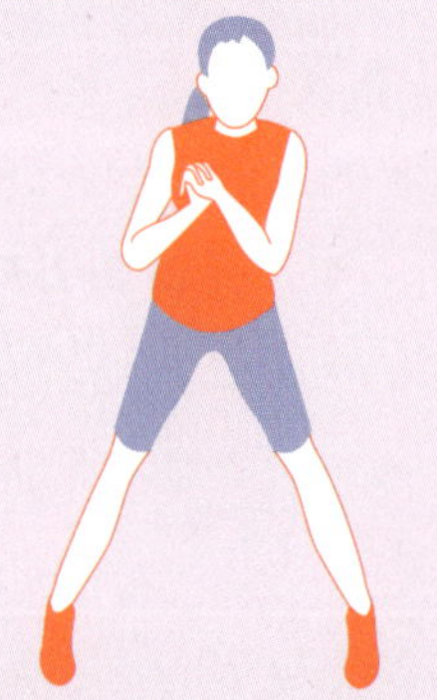

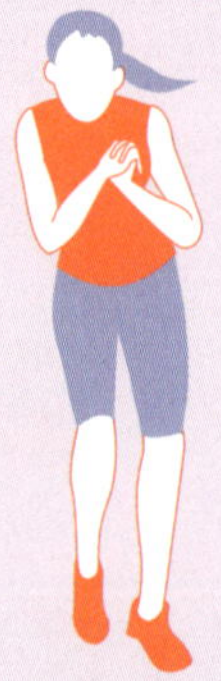

1. 연속해서 옆으로 점프하며 이동합니다.

2. 속도를 줄이고 중심을 잡습니다.

3. 반대 방향으로 점프하면서 원래
위치로 돌아옵니다.

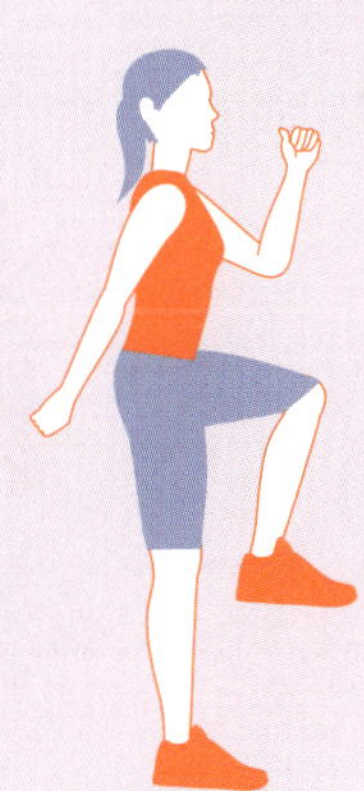

무릎 올리며 하는 백 런지 좌우 각 20초씩

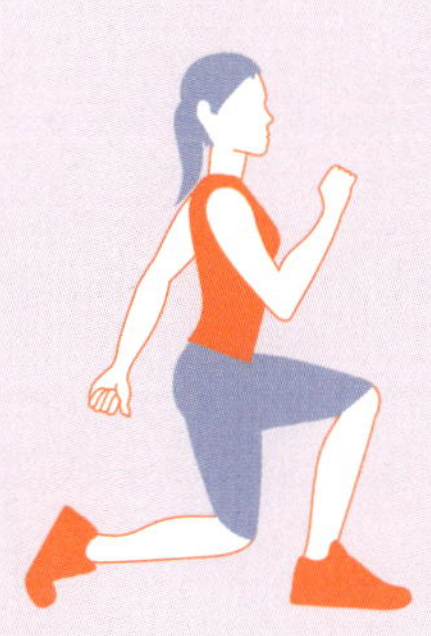

1. 한쪽 다리를 뒤로 뻗어 무릎을 굽히는 백 런지 자세를 취합니다.

2. 뒤쪽 다리를 앞으로 가져오면서 무릎이 골반 높이까지 올라오게 합니다.

크런치 40초

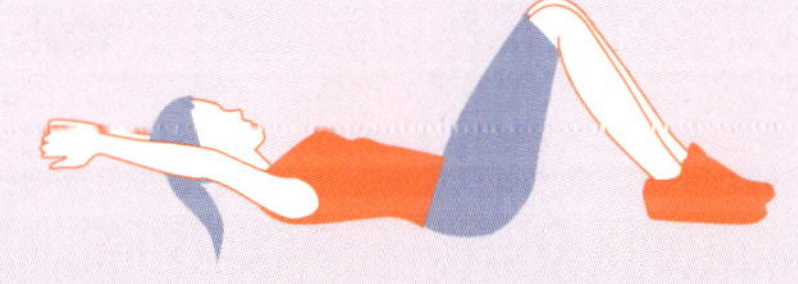
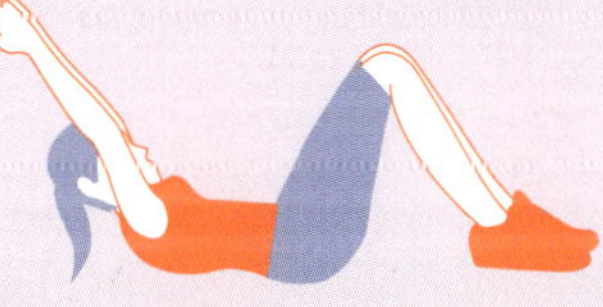

1. 바닥에 등을 밀착시켜 누운 다음, 두 팔을 머리 위로 올립니다. 이 상태로 무릎을 세웁니다.

2. 팔을 올린 채 배에 힘을 줘 상체를 들어 올립니다. 이때 발이 바닥에서 떨어지지 않도록 합니다.

STRETCHING 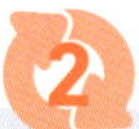

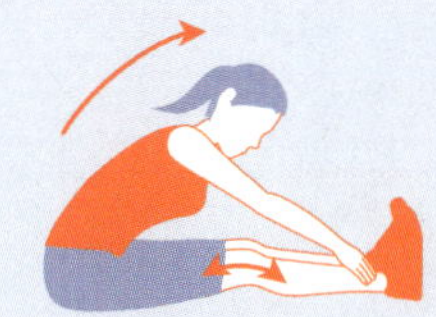

1 등과 허벅지 스트레칭

다리를 펴고 앉은 자세에서 윗몸을 숙여 손으로 발목을 잡습니다. 이때 무릎은 살짝 구부려줍니다. 그런 다음 등을 둥글게 굽혀서 앞으로 천천히 내립니다.

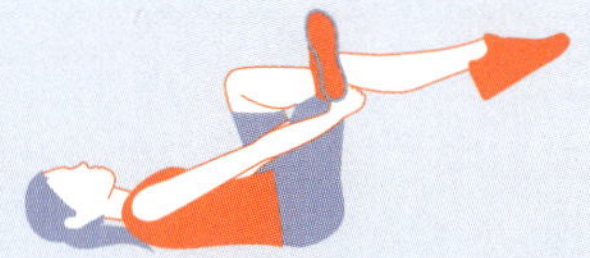

1 엉덩이 근육 스트레칭

등을 대고 누운 자세에서 오른쪽 무릎을 접어 당기고, 그 위에 왼발을 올립니다. 오른쪽 허벅지 뒤쪽을 잡고 몸 쪽으로 끌어당깁니다. 양쪽을 번갈아 스트레칭합니다.

하루 7분 / DAY 27

자극 부위

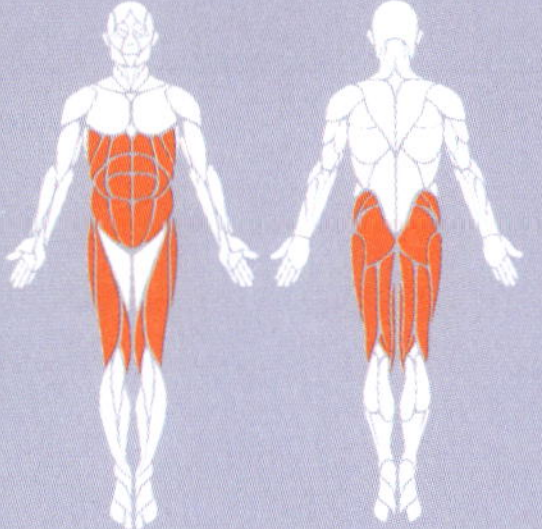

복근
대퇴사두근
둔근
햄스트링

WARMING UP  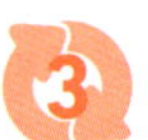

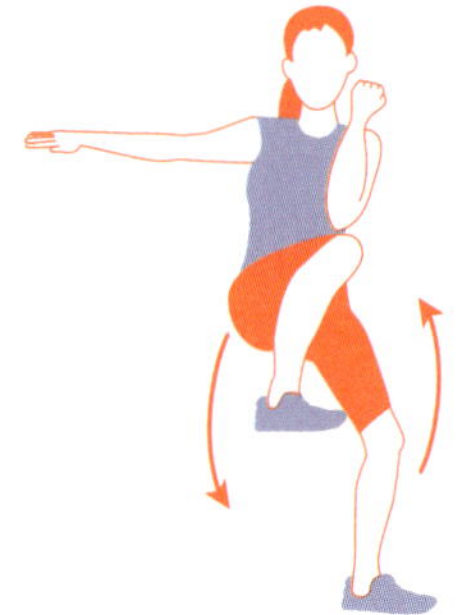

1 니 업
제자리걸음을 하며 무릎을
번갈아 들어 올려 반대쪽
팔꿈치와 맞닿게 합니다.

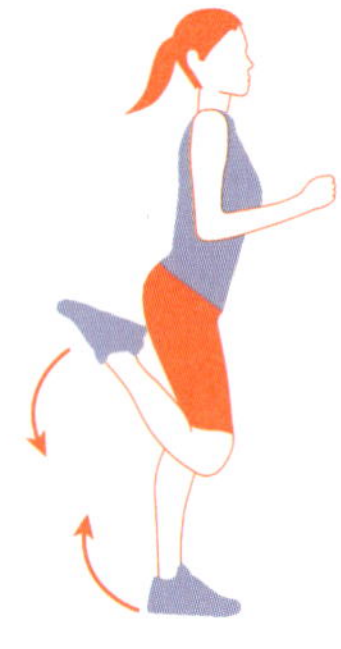

2 버트 킥
제자리에서 발꿈치가
궁둥이에 닿을 정도로 발을
뒤로 차며 빠르게 걷습니다.

WORKOUT  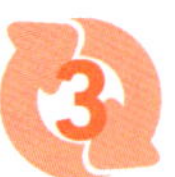

점핑 잭   40초

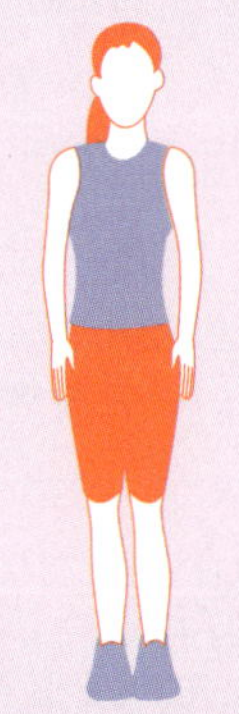

1. 선 자세에서 두 다리를 모아줍니다.

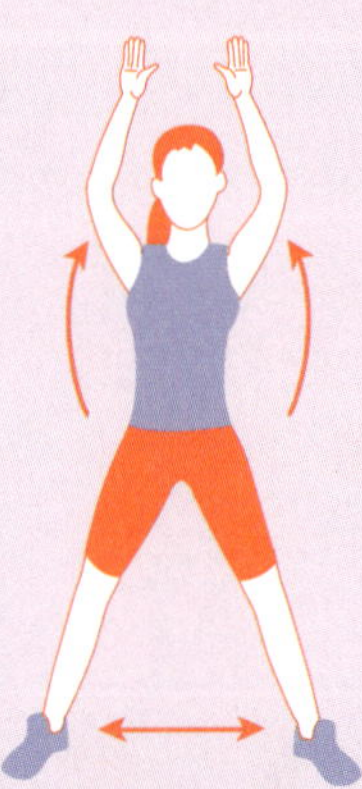

2. 팔다리를 양옆으로 크게 뻗으면서 점프했다가 다
시 모으면서 착지합니다. 이 동작을 반복합니다.

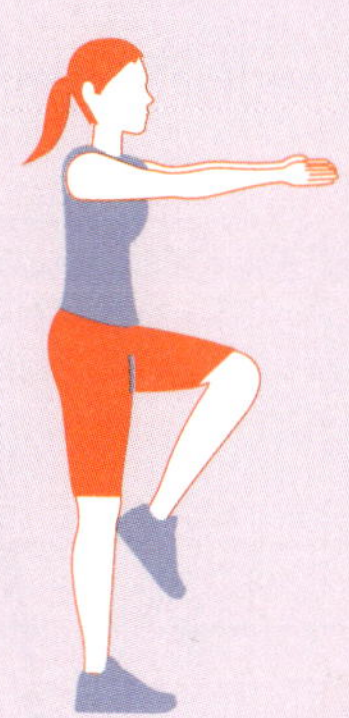

좌우 각 20초씩

원 레그 스쿼트

1. 선 자세에서 양팔을 바닥과 수평이 되게 앞으로 뻗고 한쪽 다리를 듭니다. 이때 지탱하는 발은 바닥에 단단히 밀착시킵니다.

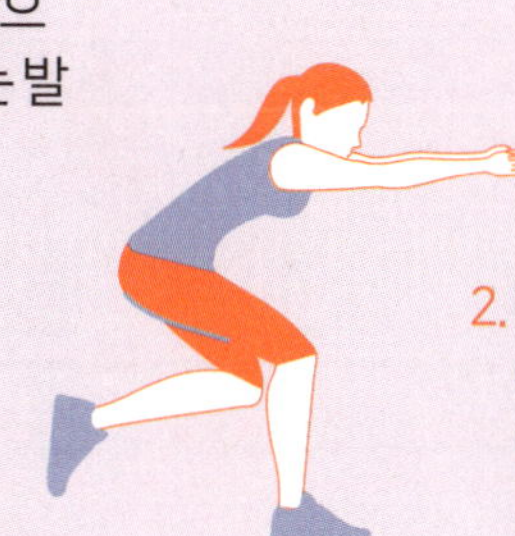

2. 팔을 뻗은 그대로 몸을 앞으로 숙이는 동시에 체중을 실은 다리를 굽혔다 폅니다. 이때 엉덩이는 뒤로 쭉 밀어줍니다. 1의 자세로 돌아가 동작을 반복합니다.

레그 레이즈 40초

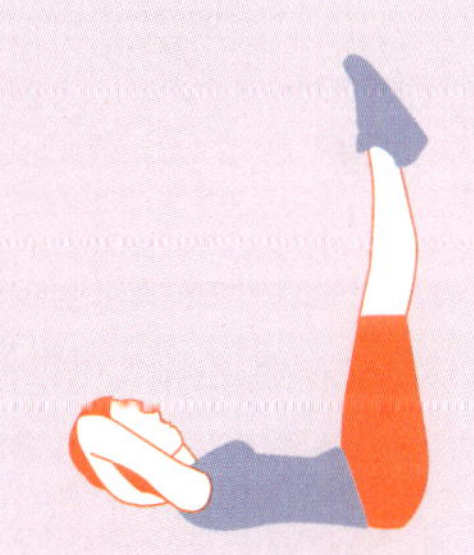

1. 등을 바닥에 바짝 붙여 눕고 두 손은 머리 뒤로 깍지 낍니다. 다리를 천천히 직각에 가깝게 들어올립니다.

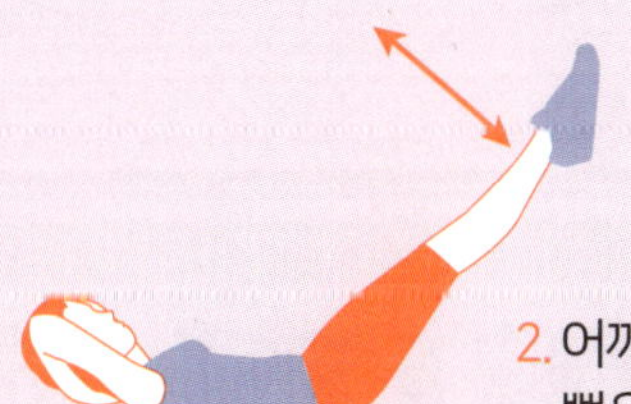

2. 어깨와 머리를 살짝 들고 다리를 쭉 뻗은 채로 올렸다 내리길 반복합니다.

STRETCHING 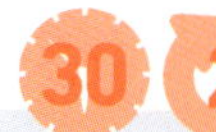 30 2

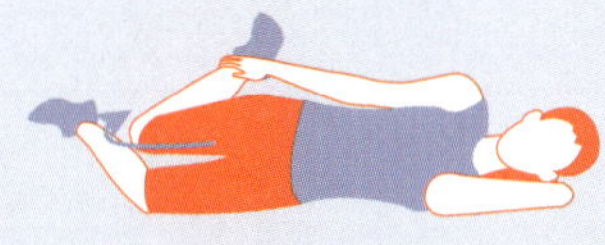

2 허벅지 스트레칭
한쪽 옆으로 누운 자세에서 골반을 쭉 펴줍니다. 발목을 잡고 위로 당겨 허벅지 뒤를 자극합니다. 누운 자세를 바꿔 반대쪽 허벅지도 스트레칭합니다.

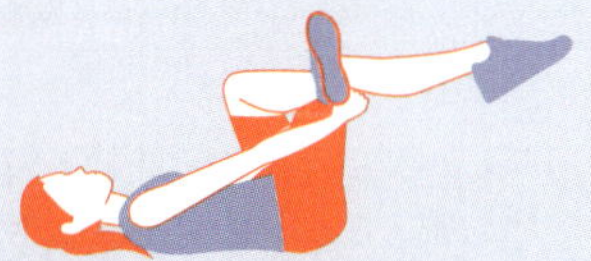

1 엉덩이 근육 스트레칭
등을 대고 누운 자세에서 오른쪽 무릎을 접어 당기고, 그 위에 왼발을 올립니다. 오른쪽 허벅지 뒤쪽을 잡고 몸 쪽으로 끌어당깁니다. 양쪽을 번갈아 스트레칭합니다.

하루 7분 / DAY 28

자극 부위

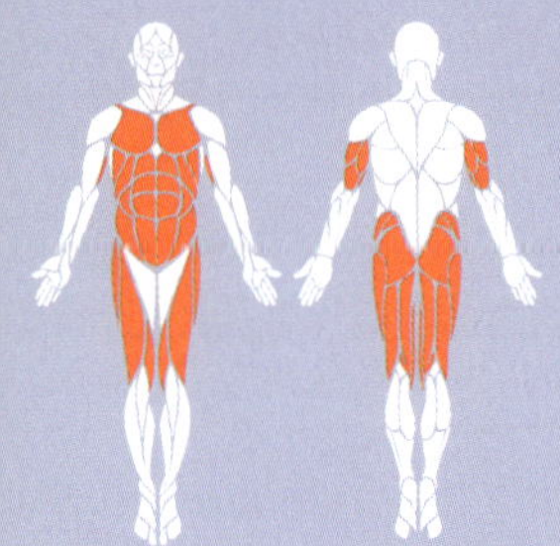

복근
흉근
대퇴사두근
둔근
햄스트링
상완삼두근

WARMING UP  

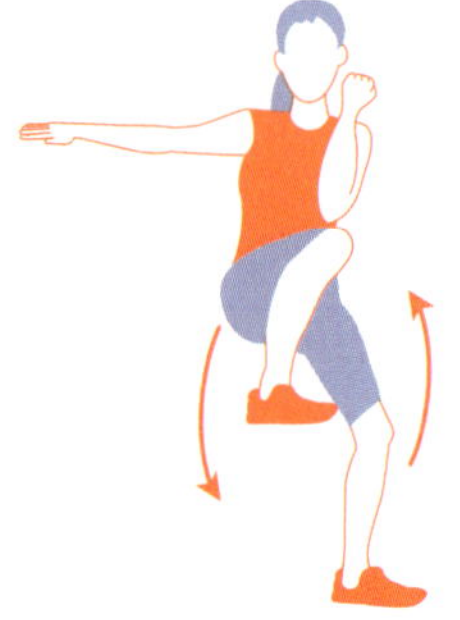

1 니 업
제자리걸음을 하며 무릎을 번갈아 들어 올려 반대쪽 팔꿈치와 맞닿게 합니다.

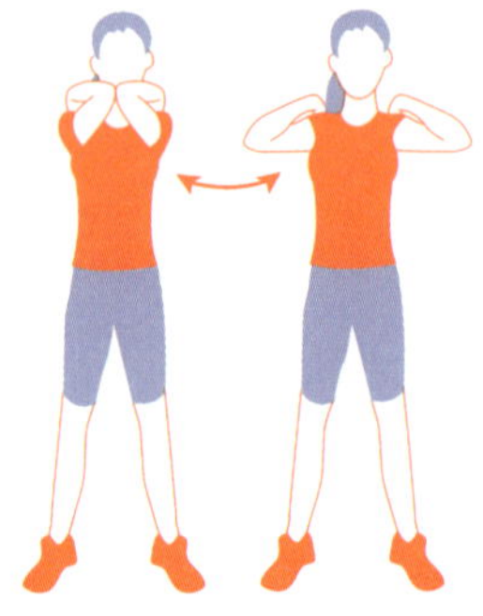

2 어깨 돌리기
어깨를 앞으로 둥글게 말아 돌렸다가 뒤로 둥글게 돌립니다.

WORKOUT 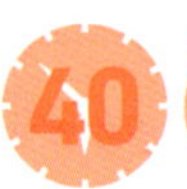 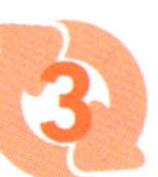

런지 점프 · 40초

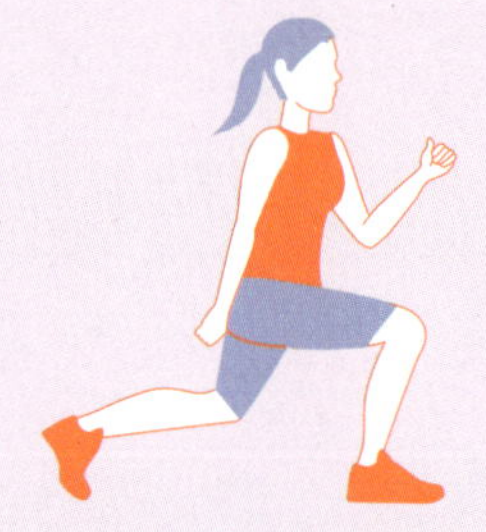

1. 한쪽 발을 앞으로 디뎌 프런트 런지 자세를 취합니다.

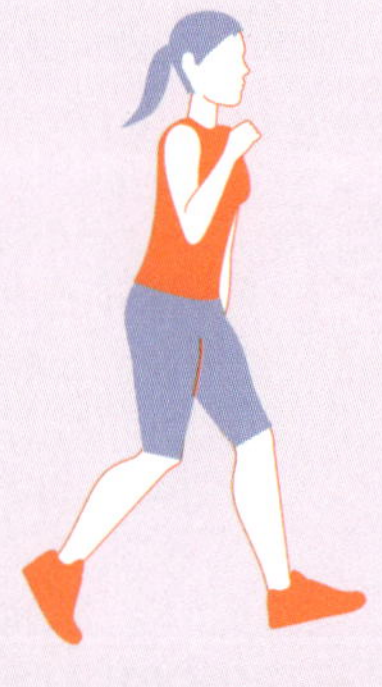

2. 높이 뛰면서 가위차기를 하듯 다리를 모아 교차시킵니다.

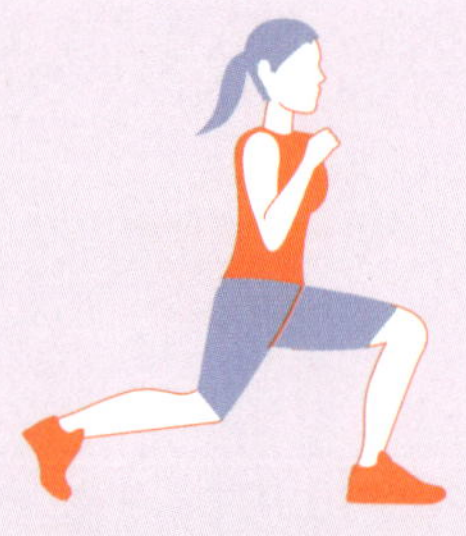

3. 두 다리의 위치를 번갈아가며 런지 자세를 취합니다. 무릎이 발끝보다 나오지 않도록 주의합니다.

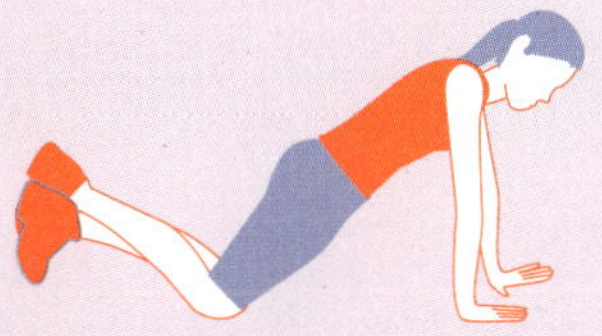

1. 무릎을 꿇고 양손으로 바닥을 짚습니다. 이때 손은 가슴 아래에 둡니다. 굽힌 무릎에 체중을 실으면서 팔을 굽힙니다.

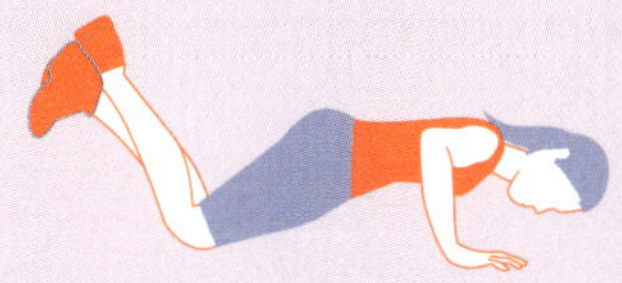

2. 배와 가슴이 바닥에 닿을 때까지 상체를 아래로 내렸다가 양팔을 뻗으면서 몸을 다시 위로 올립니다. 이 동작을 반복합니다.

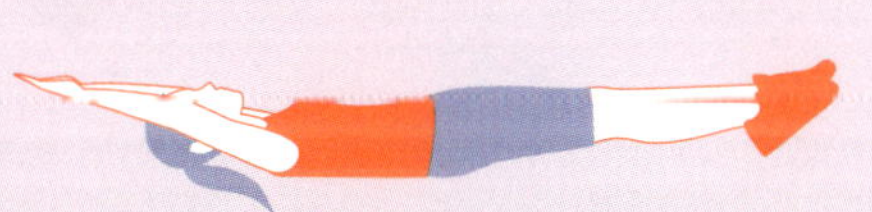

1. 바닥에 등을 대고 누운 자세에서 두 팔을 머리 위로 뻗습니다. 이 상태에서 다리와 상체를 동시에 들어 올립니다.

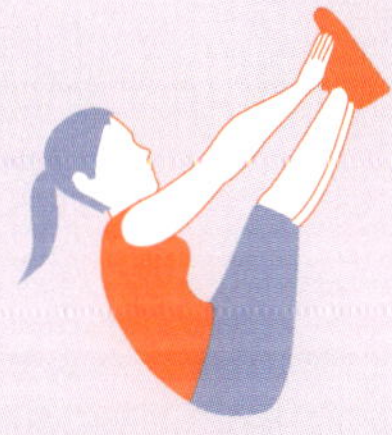

2. 다리와 상체를 동시에 들어 올릴 때, 손가락이 발에 닿아야 합니다. 이 동작을 반복합니다.

STRETCHING 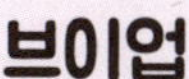

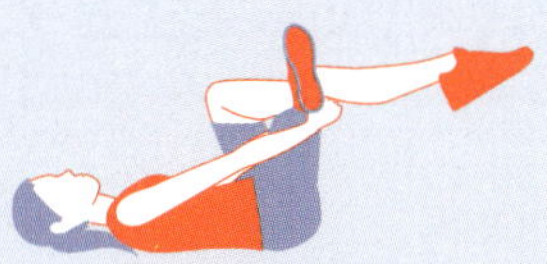

1 엉덩이 근육 스트레칭

등을 대고 누운 자세에서 오른쪽 무릎을 접어 당기고, 그 위에 왼발을 올립니다. 오른쪽 허벅지 뒤쪽을 잡고 몸 쪽으로 끌어당깁니다. 양쪽을 번갈아 스트레칭합니다.

2 어깨 스트레칭

바닥에 앉은 자세에서 가슴을 활짝 폅니다. 양팔을 뒤로 멀리 뻗고, 턱은 아래쪽으로 살짝 당겨줍니다.

자극 부위

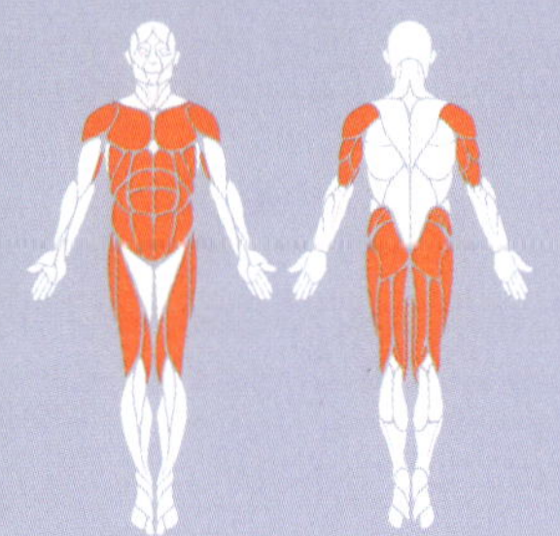

복근
삼각근
흉근
대퇴사두근
둔근
햄스트링
상완삼두근

WARMING UP

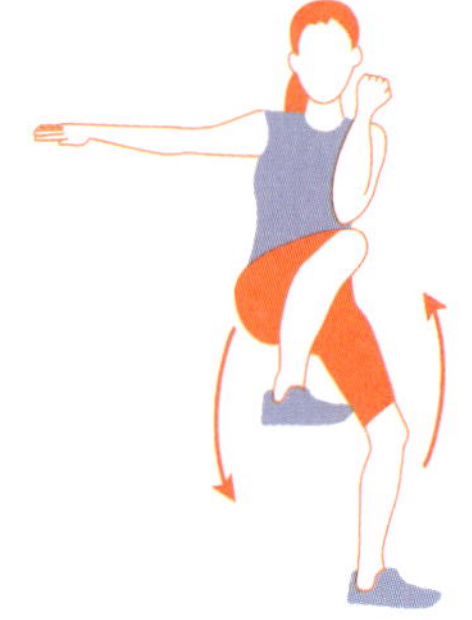

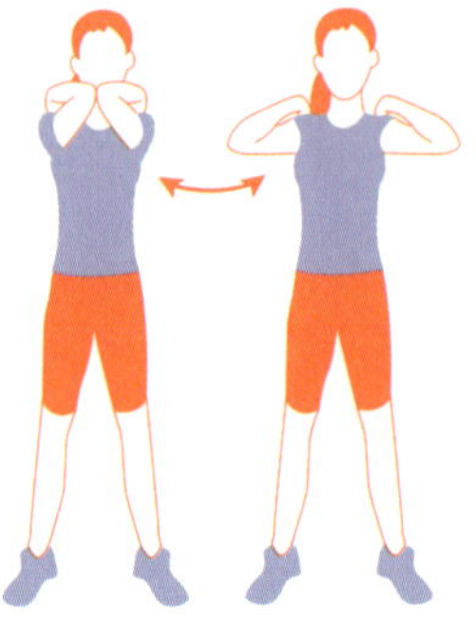

1 니 업
제자리걸음을 하며 무릎을
번갈아 들어 올려 반대쪽
팔꿈치와 맞닿게 합니다.

2 어깨 돌리기
어깨를 앞으로 둥글게 말아
돌렸다가 뒤로 둥글게
돌립니다.

WORKOUT

준비물: 의자 또는 발판 1개

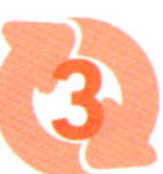

버피 | 40초

1. 손바닥을 바닥에 붙인 채 쭈
그려 앉는 자세를 취합니다.

2. 살짝 점프하면서 다리를 뒤
쪽으로 쭉 뻗습니다.

3. 다리를 다시 앞으로 모은 후, 일
어서면서 점프합니다. 이때 두
팔은 만세를 하듯 공중으로 뻗
습니다. 이 동작을 반복합니다.

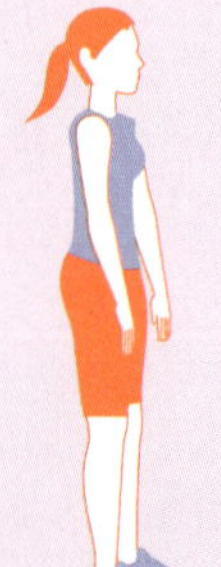

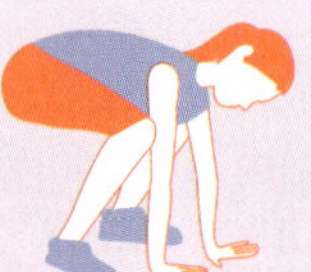

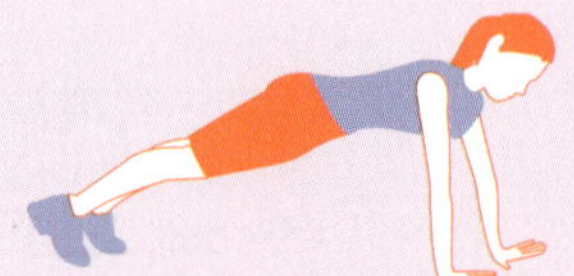

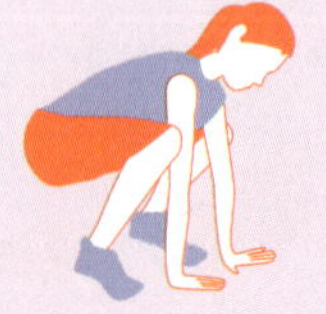

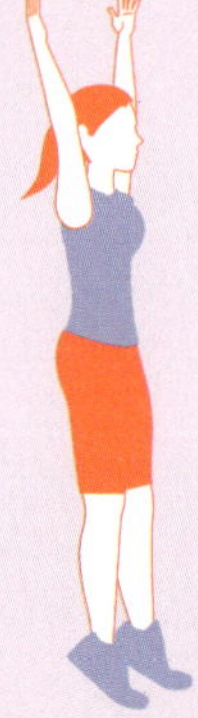

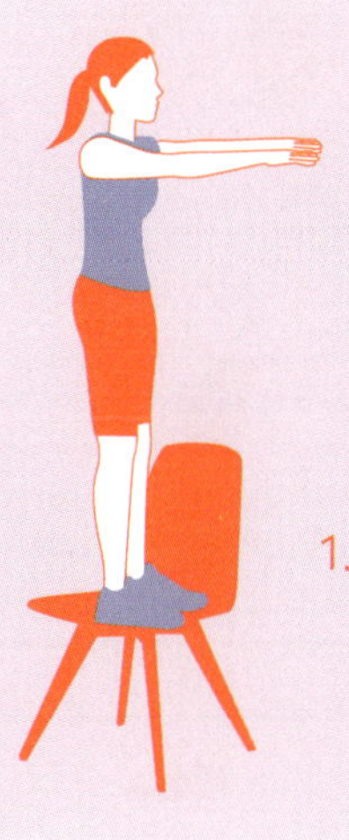

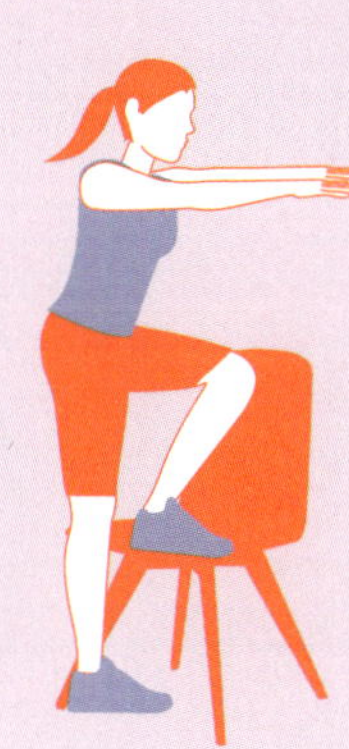

바닥에 내려오기 좌우 각 20초씩

1. 의자 위에 서 있는 상태에서 양팔을 앞으로 쭉 폅니다. 한쪽 발은 의자에 붙인 채 다른 쪽 다리를 바닥으로 내립니다.

2. 발로 바닥을 완전히 디딘 다음 다시 의자 위로 올라가 1의 자세로 돌아옵니다. 이를 반복합니다.

플랭크 푸시업 40초

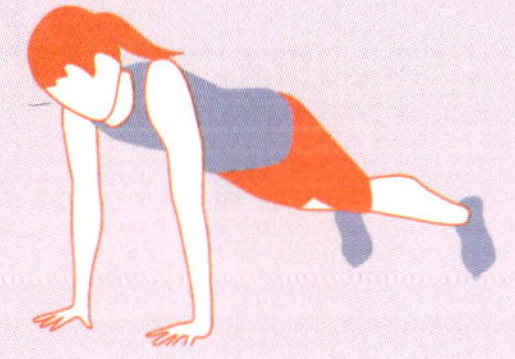

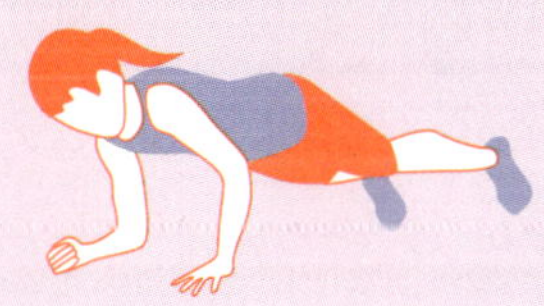

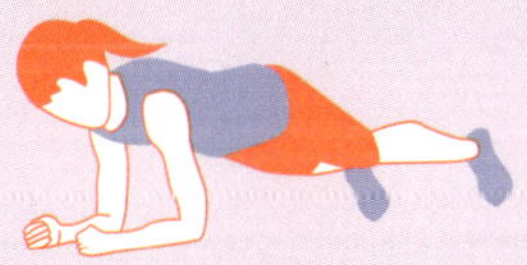

1. 팔을 편 플랭크 자세를 취합니다.

2. 한쪽 팔꿈치씩 바닥에 괴며 몸을 내립니다.

3. 양쪽 팔꿈치를 모두 내리면 다시 한쪽씩 팔을 펴면서 올라갑니다. 이 동작을 반복합니다.

STRETCHING 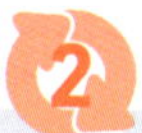

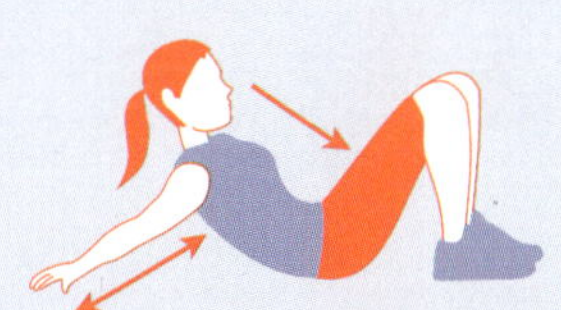

1 **어깨 스트레칭**
바닥에 앉은 자세에서 가슴을 활짝 폅니다. 양팔을 뒤로 멀리 뻗고, 턱은 아래쪽으로 살짝 당겨줍니다.

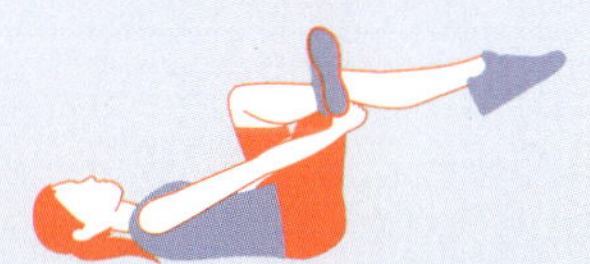

1 **엉덩이 근육 스트레칭**
등을 대고 누운 자세에서 오른쪽 무릎을 접어 당기고, 그 위에 왼발을 올립니다. 오른쪽 허벅지 뒤쪽을 잡고 몸 쪽으로 끌어당깁니다. 양쪽을 번갈아 스트레칭합니다.

자극 부위

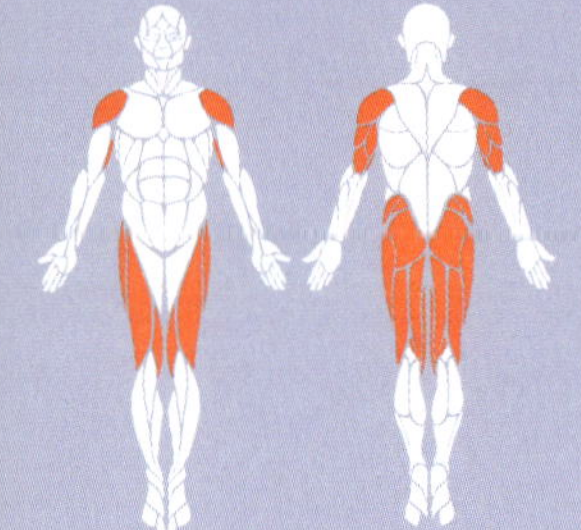

삼각근
대퇴사두근
둔근
햄스트링
상완삼두근

WARMING UP

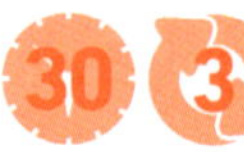

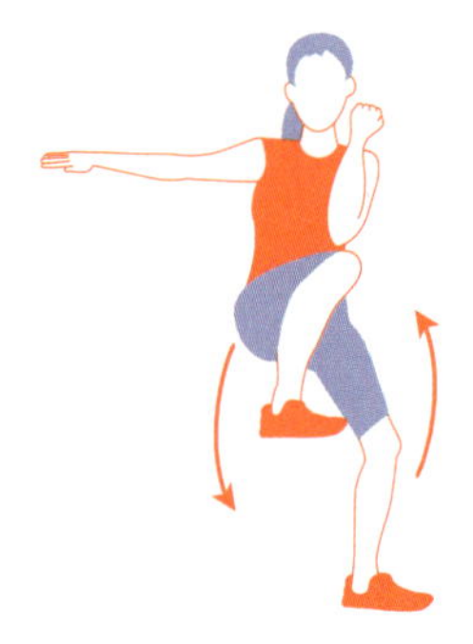

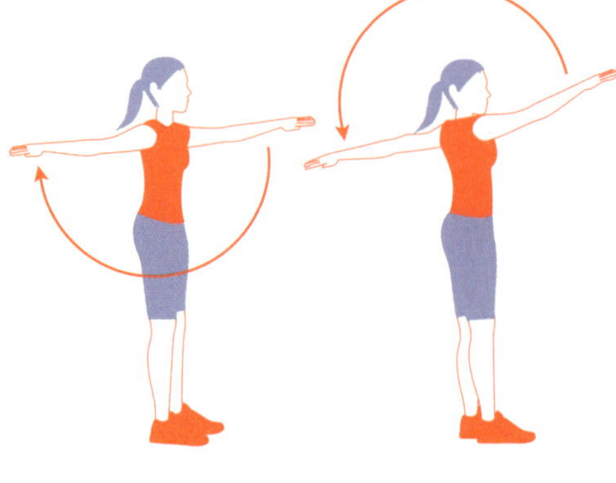

1 니 업
제자리걸음을 하며 무릎을
번갈아 들어 올려 반대쪽
팔꿈치와 맞닿게 합니다.

2 팔 흔들기
양팔을 앞뒤로 쭉 펴서 크게
흔들어줍니다.

WORKOUT

준비물: 쿠션 또는 발판 1개

플랭크 점핑 잭　　40초

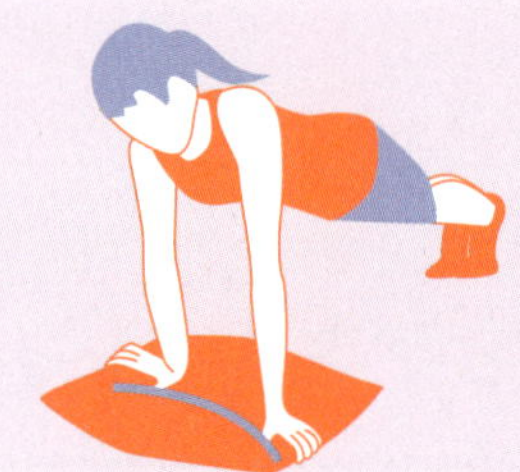

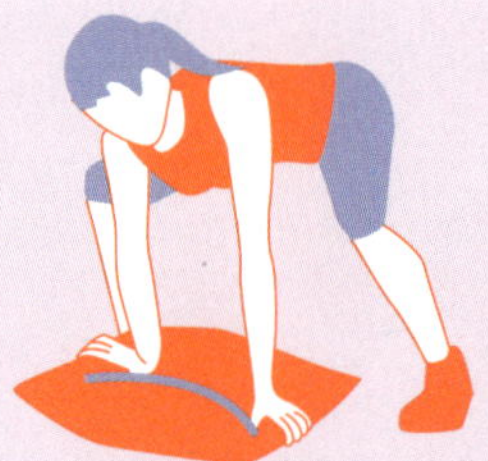

1. 쿠션 위에서 팔을 펴고 플랭크 자세를 취합니다.

2. 점프하면서 양쪽 무릎을 굽혀 가슴 가까이로 끌어
옵니다. 다시 점프하면서 두 다리를 뒤로 뻗어 원
래 자세로 돌아옵니다. 이 동작을 반복합니다.

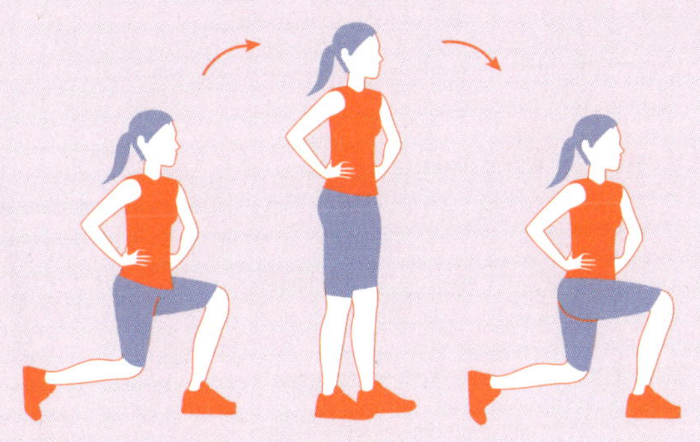

1. 양손을 허리에 두고 한쪽 다리를 앞으로 내디딥니다. 뒤쪽 다리의 무릎이 바닥에 닿기 전까지 무릎을 굽히며 몸의 중심을 아래로 내립니다.

2. 몸을 일으켜 다시 똑바로 선 뒤, 다리를 바꿔 같은 동작을 반복합니다. 이때 무릎이 발끝보다 앞으로 나가지 않게 합니다.

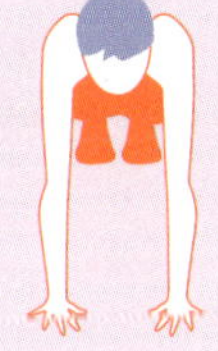

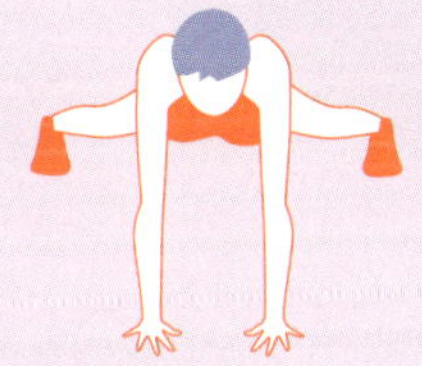

1. 팔을 편 플랭크 자세에서 골반과 어깨가 일직선을 이루게 합니다.

2. 뒤로 뻗은 다리를 점프하면서 옆으로 넓게 벌렸다가 점프하면서 다시 모아줍니다. 이 동작을 반복합니다.

STRETCHING 

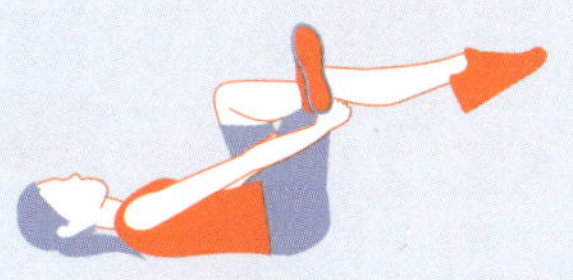

1 **엉덩이 근육 스트레칭**
등을 대고 누운 자세에서 오른쪽 무릎을 접어 당기고, 그 위에 왼발을 올립니다. 오른쪽 허벅지 뒤쪽을 잡고 몸 쪽으로 끌어당깁니다. 양쪽을 번갈아 스트레칭합니다.

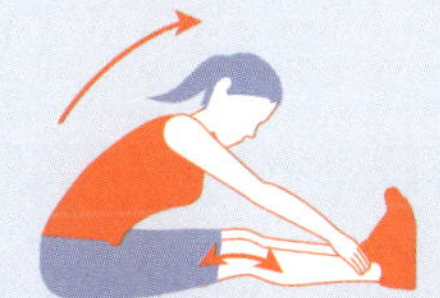

1 **등과 허벅지 스트레칭**
다리를 펴고 앉은 자세에서 윗몸을 숙여 손으로 발목을 잡습니다. 이때 무릎은 살짝 구부려줍니다. 그런 다음 등을 둥글게 굽혀서 앞으로 천천히 내립니다.

하루 7분

유산소 운동 프로그램

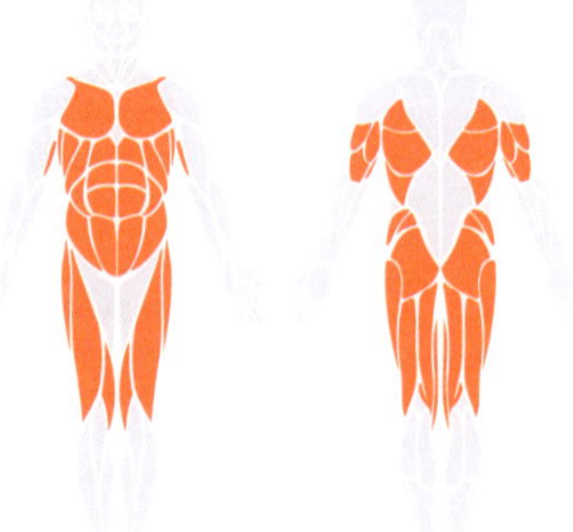

WORKOUT  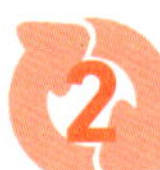

준비물: 의자 1개

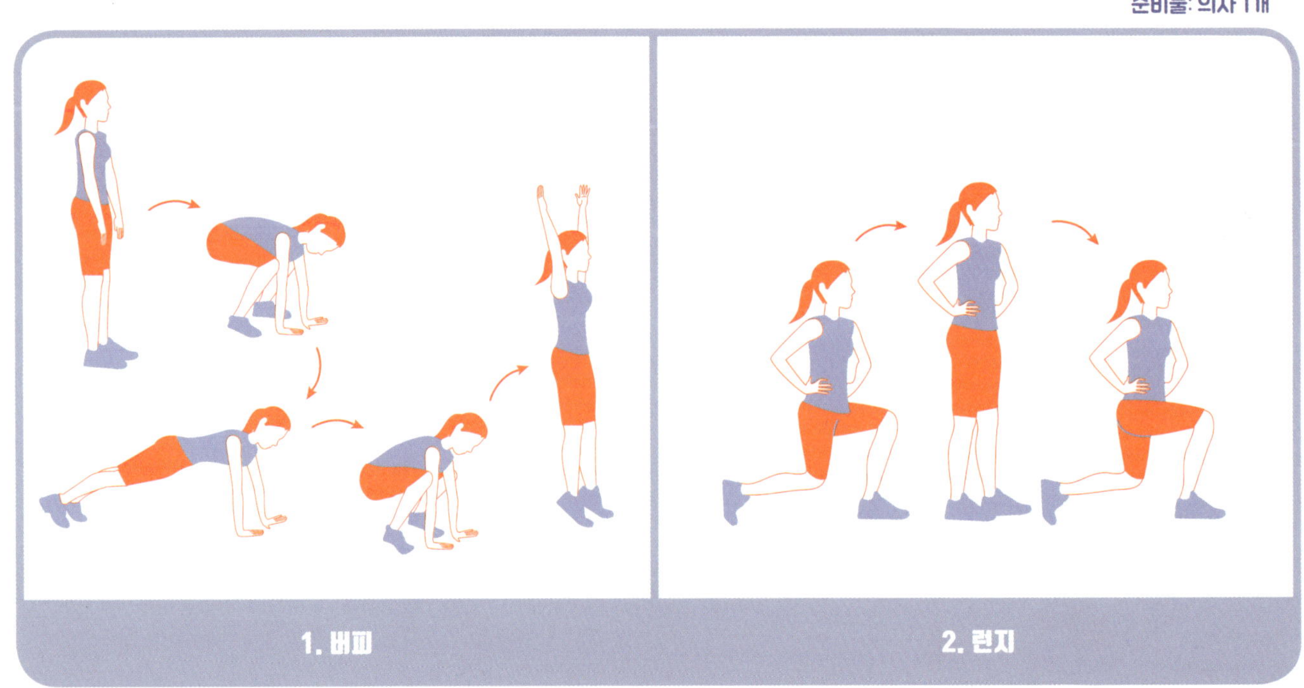

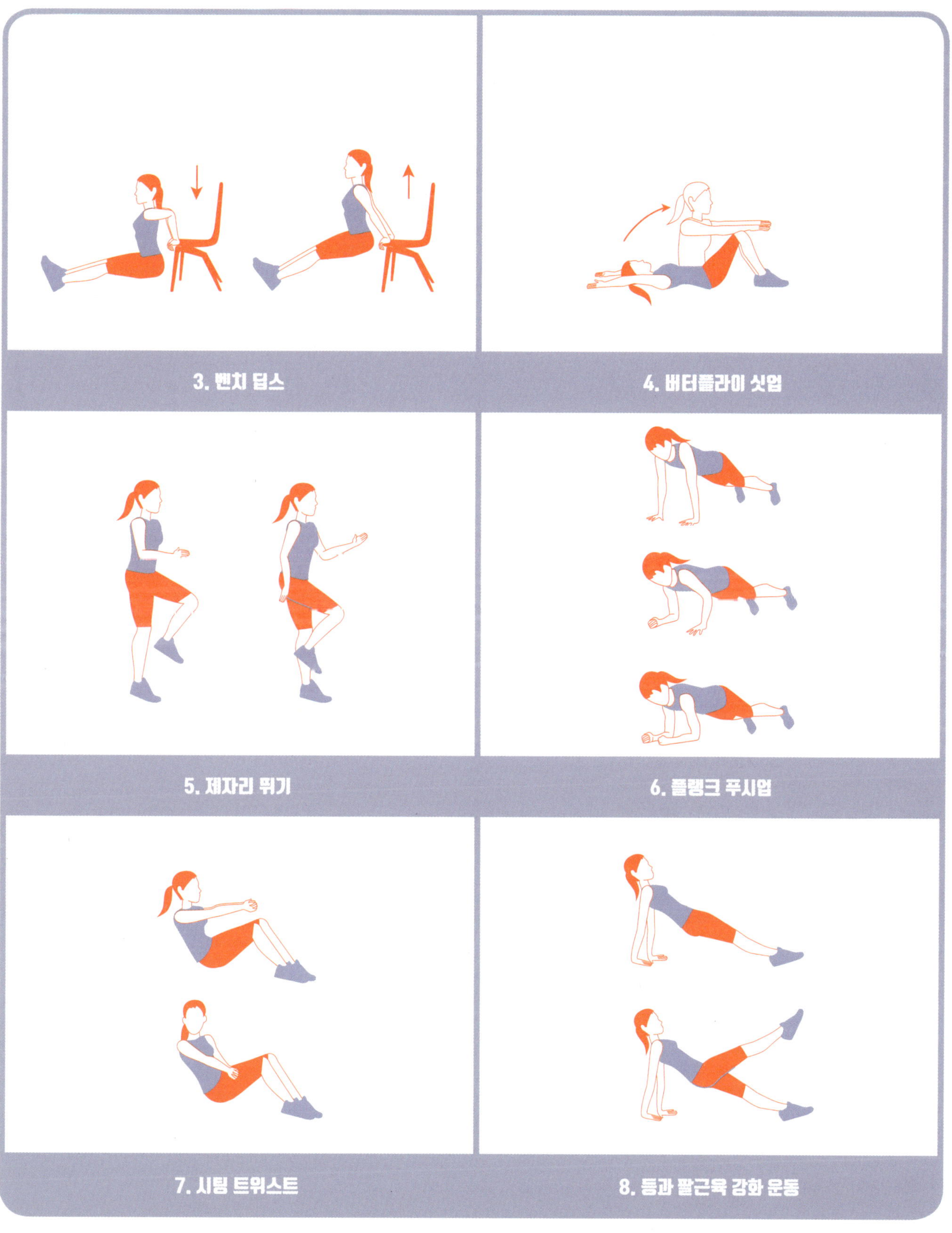

3. 벤치 딥스
4. 버터플라이 싯업
5. 제자리 뛰기
6. 플랭크 푸시업
7. 시팅 트위스트
8. 등과 팔근육 강화 운동

활력 충전
프로그램

자극 부위

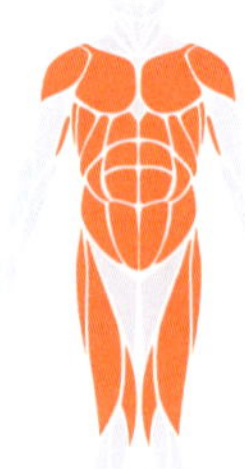
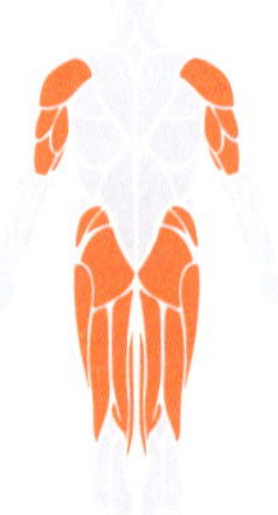

복근
삼각근
흉근
대퇴사두근
둔근
햄스트링
상완삼두근

WORKOUT  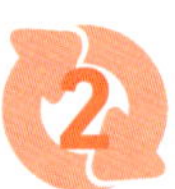

준비물: 의자 1개

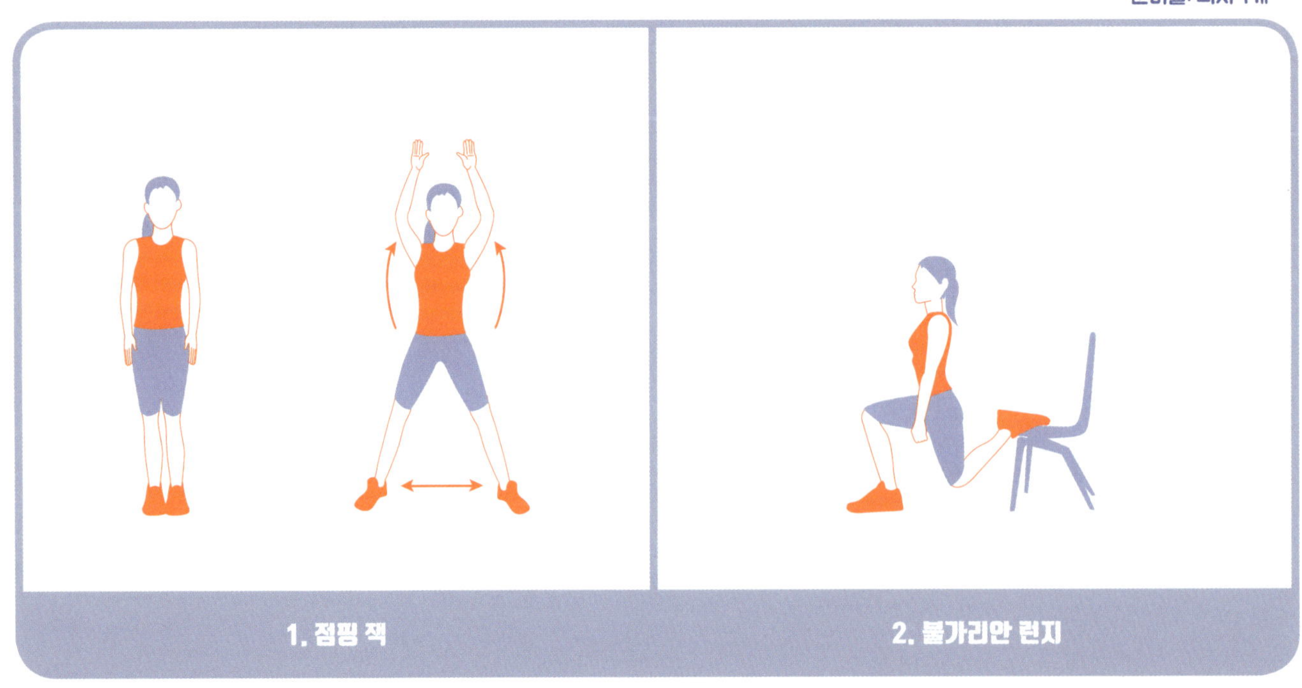

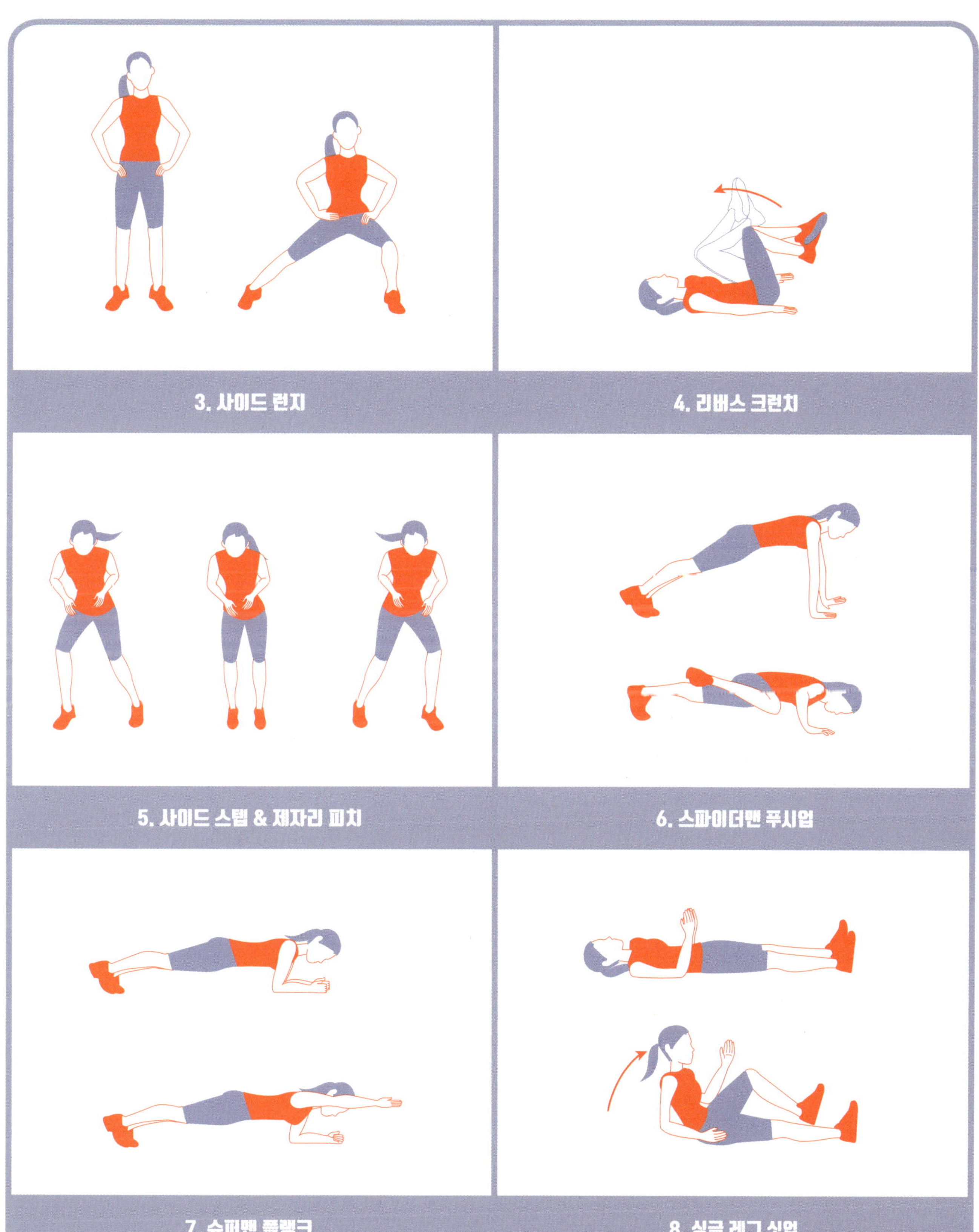

3. 사이드 런지
4. 리버스 크런치
5. 사이드 스텝 & 제자리 피치
6. 스파이더맨 푸시업
7. 슈퍼맨 플랭크
8. 싱글 레그 싯업

몸매 다듬기 프로그램

자극 부위

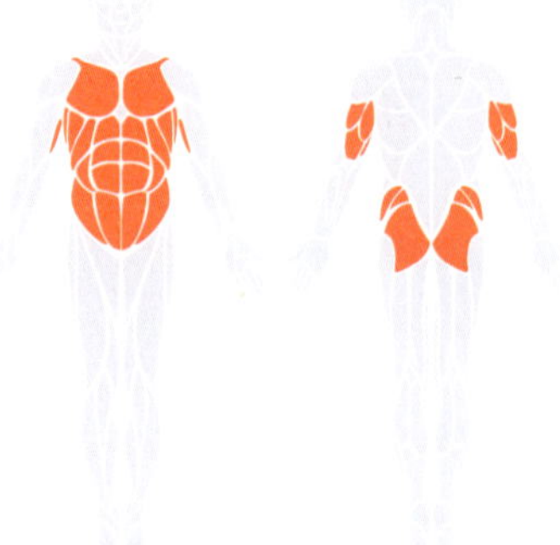

복근
흉근
둔근
상완삼두근

WORKOUT

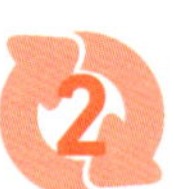

준비물: 쿠션 1개

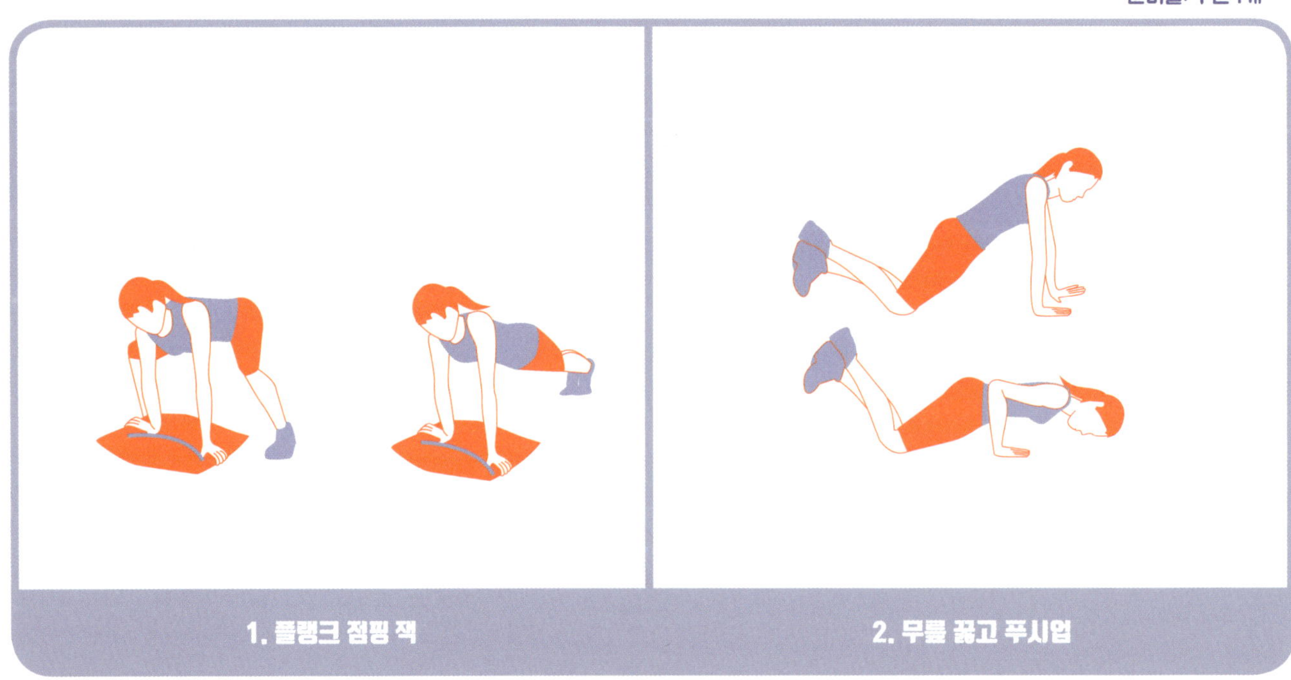

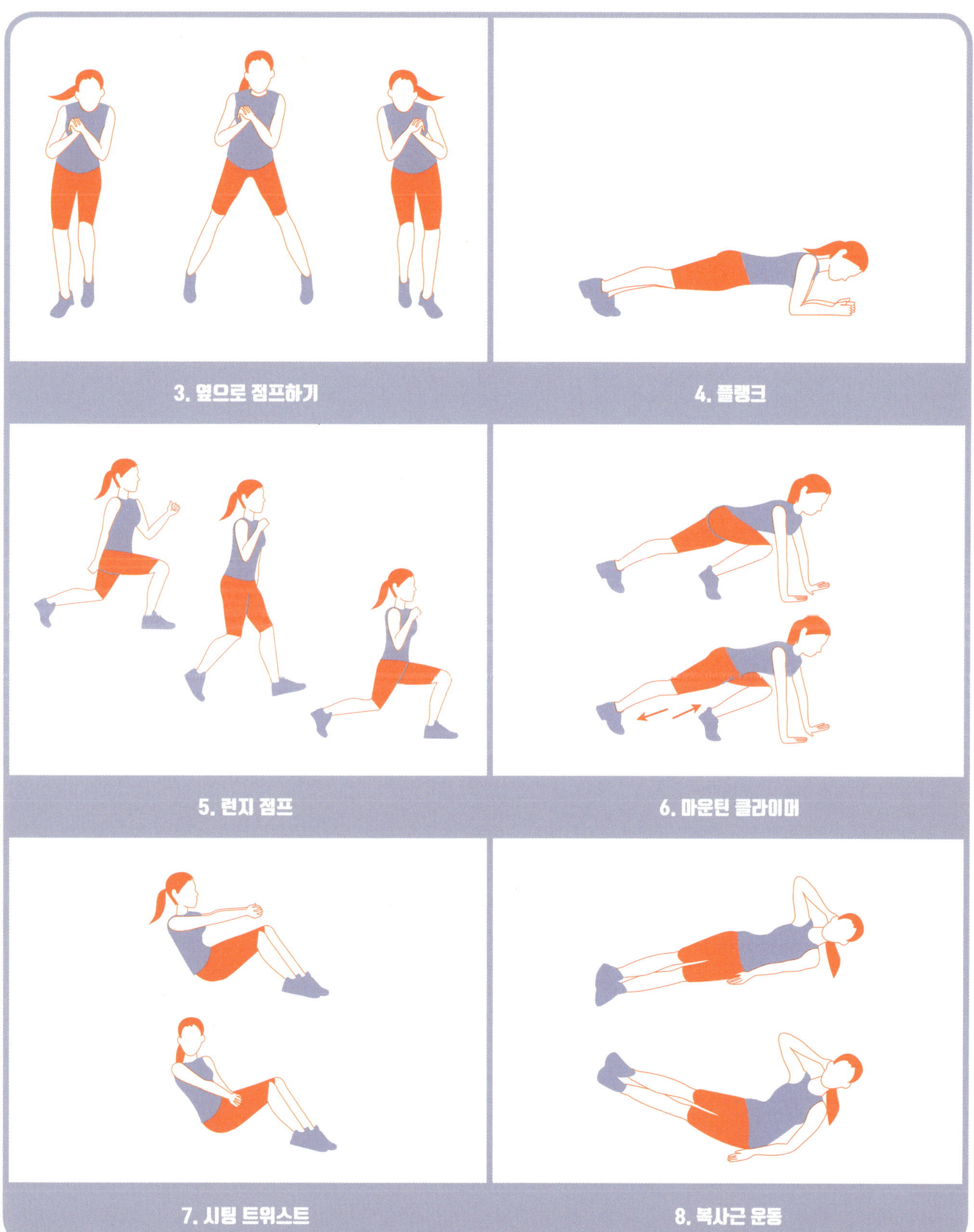

3. 옆으로 점프하기
4. 플랭크
5. 런지 점프
6. 마운틴 클라이머
7. 시팅 트위스트
8. 복사근 운동

하루 7분: 뱃살 공략 트레이닝

1판 1쇄 펴냄 2017년 8월 21일

지은이   바카리 시사코Bakary Sissako
그린이   오렐리아 베르트랑Aurélia Bertrand
옮긴이   김수진
감 수   양영민
펴낸이   하진석
펴낸곳   참돌
주 소   서울시 마포구 독막로3길 51
전 화   02-518-3919
ISBN   978-89-98317-97-3 14510

7 MINUTES PAR JOUR: TRAINING EXPRESS 《Mon programme pour galber ma silhouette》,
text by Bakary Sissako and illustrations by Aurélia Bertrand
Copyright © 2017, Hachette Livre (Hachette Pratique)
All rights reserved.
Korean translation rights © 2017 CHARMDOL
Korean translation rights are arranged with Hachette Livre (Hachette Pratique) through Amo Agency Korea.